開業医のための味覚障害入門

～歯科医の新しい役割～

原田　聡

はじめに

　我が国における味覚障害の患者は、年々増加傾向にあり、これは高齢者人口の増加、食品添加物等の食生活の乱れ、マスコミ等における味覚障害報道の高まりなど、さまざまな要因が考えられる。実際、日本口腔・咽頭科学会の調査によれば、味覚障害における耳鼻咽喉科受診数は1990年に年間約14万人と推測されていたが、2003年同調査では年間約24万人の耳鼻咽喉科受診者があり、わずか13年で1.7倍の患者増が報告されている。米国における1994年の調査では、味覚障害患者は18歳人口の0.6%である110万人が存在すると報告されている。日本と米国の人口比率から考えると、35～40万人の味覚障害患者が日本に存在するとも考えられる。しかしながら、味覚障害患者は、耳鼻咽喉科・歯科・内科等さまざまな診療科へ受診する可能性が高く、実際には統計予測患者数をはるかに超える患者が存在すると推測される。

　口腔内疾患を扱う我々歯科医師が患者から診断を求められることも少なくない。しかし、味覚障害に関して熟知している歯科医師は多くない。食事をおいしくとるということは、人間の本能に基づく行為であり、味を感じない等の味覚障害を患った患者の精神的苦痛は、はかりしれない。実際、私の担当した患者においても、自殺すら考えるほど精神的においつめられた者もいた。患者のQOLの向上に努めることが我々歯科医師の使命であり、味覚障害の対応ができるように歯科医師は努力すべきである。味覚障害の歯科医師への教育ならびに普及が急がれると、私は考える。

平成28年6月

　　　　　　　　　　　　　　　　　　　　　　　　　　　　　　　原田　　聡

目　次

はじめに

第1章　基礎編

1. 味覚障害の疫学的特徴 …………………………………………………………… 1
    1) 年齢的特徴 ………………………………………………………………… 1
    2) 性差的特徴 ………………………………………………………………… 1
    3) 人種的特徴 ………………………………………………………………… 1
    4) 遺伝的特徴 ………………………………………………………………… 2
2. 味覚の定義 ………………………………………………………………………… 2
3. 味覚の解剖 ………………………………………………………………………… 3

第2章　診断編

1. 味覚障害の原因 …………………………………………………………………… 5
    1) 亜鉛欠乏性味覚障害 ……………………………………………………… 5
    2) 薬剤性味覚障害 …………………………………………………………… 6
    3) 感冒罹患後味覚障害 ……………………………………………………… 6
    4) 全身疾患と味覚障害 ……………………………………………………… 7
    5) 口腔疾患性味覚障害 ……………………………………………………… 7
    6) 心因性味覚障害 …………………………………………………………… 9
    7) 放射線治療後味覚障害 ……………………………………………………10
    8) 中耳手術・口蓋扁桃摘出術後等の耳鼻咽喉科疾患手術後における
       味覚障害ならびに中枢神経障害 ……………………………………………10
    9) 特発性味覚障害 ……………………………………………………………10
2. 味覚障害の症状 ……………………………………………………………………10

3．味覚障害の診断と検査……………………………………………………………11
　　　　1）問診における質問項目……………………………………………………11
　　　　2）口腔内診査…………………………………………………………………12
　　　　3）味覚検査……………………………………………………………………13
　　　　4）臨床検査……………………………………………………………………18
　　　　　　⑴　血液検査…………………………………………………………18
　　　　　　⑵　自己免疫検査……………………………………………………25

第3章　臨床編

　1．味覚障害の治療……………………………………………………………………29
　　　　1）亜鉛欠乏性味覚障害…………………………………………………………30
　　　　2）薬剤性味覚障害………………………………………………………………31
　　　　3）感冒罹患後味覚障害…………………………………………………………31
　　　　4）全身疾患と味覚障害…………………………………………………………32
　　　　5）口腔疾患性味覚障害…………………………………………………………32
　　　　6）心因性味覚障害………………………………………………………………36
　　　　7）放射線治療後味覚障害………………………………………………………37
　　　　8）中耳手術・口蓋扁桃摘出術後等の耳鼻咽候科疾患手術後における
　　　　　　味覚障害ならびに中枢神経障害……………………………………………37
　　　　9）特発性味覚障害………………………………………………………………37
　2．症　　例①〜⑯……………………………………………………………………38

各種検査項目資料………………………………………………………………………54

あとがき…………………………………………………………………………………60

索　　引…………………………………………………………………………………62

第1章 基礎編

1．味覚障害の疫学的特徴

1）年齢的特徴

　味覚障害は高齢者に多くみられる。我が国では 65 歳以上の患者が半数近くを占める状況にある。これは、高齢者に多い全身疾患、それに伴う薬剤服用ならびに唾液分泌低下等の多くの要因が関係している。我が国の急速な高齢化が、味覚障害患者増加の一因となっていることはいうまでもない。

　味覚に関して言えば、味を感じる味蕾は年齢とともに減少することは明らかにされており、味覚の閾値は中学生が最も低値であり、若年者と高齢者を比較すると、高齢者は閾値的に明らかに鈍っている。しかし、味を感じる味細胞は約 4 週間の早期周期で新陳代謝を繰り返しており、視覚・聴覚といった他の感覚器より加齢的ダメージを受けにくため、味覚障害が高齢者に多い原因を、老人性と判断することは誤りである。

2）性差的特徴

　男女比は 2：3 で女性患者が多く、男女差は高齢者において顕著である。

　女性は長年にわたり料理にたずさわり、味覚が鋭敏なため、軽度な味覚変化にて受診傾向にあるからと考えられる。

　男性においては、喫煙・飲酒等、味覚減少に影響する生活習慣の可能性が高く、生理学的にも舌乳頭の角化、肥厚が女性に比べて顕著であることも報告されている。このことが、味細胞への伝達阻害の原因となり、結果として味覚減少の原因となる。また、男性高齢者においては塩味閾値の上昇が特徴的である。

3）人種的特徴

　韓国人、ナイジェリア人、米国人による味覚比較検証を Druz と Baldwin（1982）が行ったが閾値差は認められなかった。食生活の違い等もあり、人種的比較は無意味であると考える。

4）遺伝的特徴

味覚障害の遺伝的可能性は低いが、味覚の遺伝はみとめられる。

1931年 Fox はフェニルチオカルバミド（PTC）を合成中、研究室内において、苦く感じる者と感じない者がいることに気づいた。研究の結果、PTC の味が分からない者を「味盲」と定義し、味盲は先天性の単劣性遺伝であることが判明した。味盲は白人（20％〜40％）に多く、日本人、中国人、黒人（7％〜14％）に少ない。

遺伝因子が関与するといわれている本態性高血圧症患者において、食塩に対する嗜好性が強いことが判明しており、食塩に対する嗜好は遺伝的因子が関与することが裏付けられる。

また、苦味の感受性は、甘味、塩味、酸味に比較して個人差が大きいことも判明している。

遺伝性疾患（Turner 症候群、Riley-Day 症候群、嚢胞性線維症）で味覚障害を生じることがある。

2．味覚の定義

味覚とは、甘味、塩味、酸味、苦味、旨味の基本味を狭義の定義とする。基本味は下記の条件をクリアしていることを基準に定義している。

① 明らかにほかの基本味と異なる
② 特殊な物質だけの味ではなく、多くの食品に含まれる物質の味である
③ ほかの基本味を組み合わせても、その味を作り出すことはできない
④ ほかの基本味と受容体が異なる
⑤ その味質の情報のみを伝える単一味神経線維が存在する

しかし、基本味の他に食事をする場合の外部環境（雰囲気など）、嗅覚における感覚（カレー等の食事のにおい）、視覚（色や食事の盛り付け）による感覚、聴覚による感覚（咀嚼音）、触覚による感覚（舌触り、咀嚼感、食事の温度）、体調、文化等さまざまな因子が味覚に関与しており、基本味の判別のみで味覚障害の有無は図れない。実際、甘味・塩味・酸味・苦味・旨味を「基本味」として、それに辛味・渋味・香りをプラスしたものを「広義の味」とし、さらに広義の味に触覚・温覚・冷覚・視覚・聴覚・外部環境（雰囲気等）・個々の食生活・空腹状態等の生体内部環境を加重したものを「美味しさ」と定義づけている。そのため味覚障害の患者においては、生活環境、生活習慣まで踏み込んだカウンセリングが必要となる。

3. 味覚の解剖

舌背には糸状乳頭、茸状乳頭、葉状乳頭、有郭乳頭が存在する（図1-1）。糸状乳頭以外の乳頭と軟口蓋、咽頭、喉頭に味覚の受容器である味蕾が存在する。食物中に含まれる味物質が味蕾を構成する味細胞で受容され、味覚神経（鼓索神経・舌咽神経等）を伝い、脳へと情報を伝達する。

味細胞表面には、味細胞結合のためのレセプターが存在する。甘味・苦味・旨味はG蛋白共役型レセプター、塩味・酸味はイオンチャンネル型レセプターと結合する。結合により味細胞膜電位変化（脱分極性受容器電位）を起こし、それにより細胞内カルシウム濃度を上昇させ、シナプス間隙へ伝達物質放出が発生する。このことが、味覚神経興奮活動電位を発生させ延髄の孤束核へ味情報が伝達される。孤束核から、大脳皮質味覚野と大脳辺縁系の2つの経路に分かれて情報伝達がおこなわれる。大脳皮質は味の識別に関与し、大脳辺縁系は、味刺激を引き金とする快・不快ならびに摂食行動に関与する。

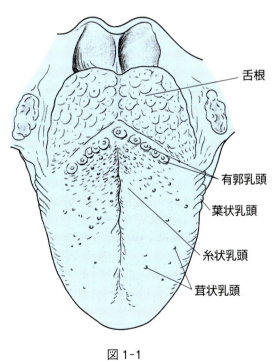

図1-1

各乳頭、味蕾の神経分布	
舌前方2/3の茸状乳頭	鼓索神経
舌後方1/3の茸状乳頭	舌咽神経の舌枝
有郭乳頭	舌咽神経の舌枝
葉状乳頭後縁	舌咽神経の舌枝
軟口蓋粘膜内味蕾	大錐体神経
咽頭・喉頭の味蕾	上喉頭神経

糸状乳頭

舌背の全面を覆っており先が尖った形態をしている。食物のなめとり機能があり、舌の感覚を高める装置とも考えられている。味蕾は存在しない。

3．味覚の解剖

茸状乳頭

表面が赤みを帯びた、茸のような形態をしている。赤く見えるのは、重層扁平上皮が角化していないため、血管が透けて見えることによる。特に乳幼児では赤みが強く、判別しやすい。少年期と老年期の比較では、約 2/3 に減少するとの報告がある。茸状乳頭の数・形態・大きさは個人差が大きいが、米国人の調査で、茸状乳頭の総数は推定で約 400 個、茸状乳頭中の味蕾の総数は約 1,600 との報告がある。

葉状乳頭

舌根側縁部の粘膜ヒダであり、ラジエーター様走行をしている。ヒトでは発達が悪く不明瞭であり、ウサギやサルで発達している。

葉状乳頭の数は推定 10 個（1 側 5 個）、葉状乳頭中の味蕾数は約 1,300 といわれている。

有郭乳頭

舌背後部舌前 2/3 と後部 1/3 境界（分界溝直前）に逆 V 字状に並ぶ大きな乳頭である。歯科では、患者が有郭乳頭を正常な組織と鑑別できず、診察に訪れる場合もある。直径 2mm 前後の円丘が深い溝に囲まれている。有郭乳頭の重層扁平上皮も茸状乳頭同様角化していない。

有郭乳頭の濠底には小唾液腺開口部が存在する。この導管はエブネル腺といわれ、エブネル腺分泌物が味蕾周辺を洗浄し、味蕾が外部刺激を常に感受できるよう機能している。有郭乳頭の数は 9 個、有郭乳頭中の味蕾の数は約 2,200 と報告されている。

味蕾の数は成人で約 9,000 個存在し、その 70％が舌背、5％が軟口蓋粘膜、25％が咽頭・喉頭粘膜に分布している（余談だが、ビールの喉越しの旨みは、咽頭から喉頭の味蕾によって感じていると考えられる）。この味蕾内の味細胞によって味の情報が神経を伝い、脳へと伝達される。また、ヒトの味蕾（茸状乳頭味蕾）の新生・交代には約 4 週を要するという報告がある。

味覚神経分布に関しては、舌前 2/3 は鼓索神経分布で茸状乳頭にある味蕾支配、舌後 1/3 は舌咽神経分布で茸状乳頭・有郭乳頭・葉状乳頭に存在している味蕾支配、軟口蓋は大錘体神経分布、そして咽頭と喉頭は上咽頭神経分布となっている。

第2章　診断編

1．味覚障害の原因

　味覚障害の原因に関しては、様々な要因が絡み合うと考えられるが、多くの場合下記の原因に大別できる。原因別の頻度は下記の通りである。

味覚障害患者2,278例の原因と頻度

薬剤性味覚障害	21.7%	全身疾患性味覚障害	7.4%
特発性味覚障害	15.0%	口腔疾患性味覚障害	6.4%
亜鉛欠乏性味覚障害	14.5%	末梢神経障害味覚障害	2.6%
心因性味覚障害	10.7%	中枢神経障害味覚障害	1.7%
嗅覚障害味覚障害	7.5%	その他	12.6%

Hamada N, Endo S, Tomita H：Characteristics of 2278 patients visiting the Nihon University Hospital Taste Clinic over a 10 - year period with special reference to age sex distribution. Acta Otolaryngol（Suppl）546：7-15, 2002. より引用

1）亜鉛欠乏性味覚障害

　亜鉛は　①酵素活性化　②成長促進、骨代謝促進、創傷治癒促進　③妊娠の維持、胎児の発育　④免疫向上　⑤抗酸化作用　⑥健康的な皮膚の維持　⑦精神安定　⑧アルコール分解　⑨有害金属拮抗作用　⑩視力・味覚・嗅覚の保持等の生命活動の維持において、重要な役割を果たしている。

　味覚に関して、味蕾には亜鉛が豊富に含まれており、味蕾のDNA、核酸、蛋白質の合成に関与しているため、亜鉛欠乏が味蕾細胞の新生・交代を遅らせ、味覚障害を発症させる。また亜鉛欠乏性味覚障害患者の味蕾には、形態異常が認められる。さらに、亜鉛欠乏は味蕾の新生・交代遅延以前に、味蕾表面の炭酸脱水酵素活性を低下させ、味覚障害をおこさせる。

　亜鉛欠乏により、小児期の成長遅延・男性性器の発育不良、皮膚炎、脱毛、爪の成長異常、うつ病、食欲不振、下痢、精液中の精子減少、骨そしょう症等がみられるが、ヒトでは最も初期に発現するのが味覚障害である。

1．味覚障害の原因

　日本人の亜鉛摂取量は減少傾向にある。これは、偏食やジャンクフード等の食生活の変化が原因と考えられる。また、インスタント食品には食品添加物が含まれている場合が多く、食品添加物の中にはポリリン酸・フィチン酸等のように、亜鉛の体内吸収を阻害したり、体内の亜鉛と結合して排出してしまう物質があり、結果として亜鉛欠乏を生じる場合がある。

2）薬剤性味覚障害

　薬剤の持つキレート作用により亜鉛が体外に排出され、亜鉛欠乏を起こすことにより発症する。ジスロマック、ボルタレン等歯科で処方可能な抗菌剤、鎮痛剤も対象薬剤に入っており、処方時には注意する必要がある。また多数の薬剤において味覚障害の可能性が考えられるため、副作用の有無は確認しておく必要がある。

　具体的に味覚障害の要因となる薬剤は、血圧降下剤、血管拡張剤、解熱鎮痛消炎剤、高脂血症用剤、ホルモン剤、抗ウイルス剤、循環器官用剤、合成抗菌剤、消化性潰瘍剤、催眠鎮静剤、精神神経用剤、アレルギー用剤、痛風治療剤、糖尿病用剤、不整脈用剤、利尿剤など多岐にわたる。中でも循環器官用剤、催眠鎮静剤、精神神経用剤が多いと言われている。

　患者がよく訴える症状としては、味（甘味、塩味、酸味、苦味）が感じにくい、食事が美味しくない、食べ物の好みが変わった、金属味や渋味など嫌な味がする、味のしないところがある、口が渇くなどがある。味覚障害に関しては、高齢者に多い疾患のため、複数の薬剤を処方されており、薬剤特定が困難をきわめる。また、疾患が重度の場合も多く、処方薬の休薬ができない場合もあり、かかりつけ医との連携がより重要となる。特に精神神経用剤服用患者に関しては、薬剤が原因なのか、全身疾患が原因なのか、より鑑別が難しく、かかりつけ医と充分に連携をとる必要がある。

3）感冒罹患後味覚障害

　いわゆる風邪の後遺症として発症する。感冒による味覚神経・味蕾の損傷、服用薬剤のキレート作用による亜鉛欠乏、また感冒による嗅覚障害に伴う風味障害など、さまざまな要因が絡み合って発症する。感冒罹患中、もしくは直後に味覚障害を発症しているのであれば、感冒罹患が一因となっている可能性が高く、診断は比較的つきやすい。しかし、味覚障害か嗅覚障害が関与しているかの鑑別には、注意が必要である。具体的には味覚検査とアリナミンテストや基準嗅力検査などの嗅覚検査を行い、味覚障害が純粋なものか、嗅覚障害が関与する風味障害かを判別する。

4）全身疾患と味覚障害

腎障害・肝障害・糖尿病において味覚障害がみられる場合がある。

（1）**腎障害**：尿毒素性神経症ならびに蛋白尿による亜鉛の体外排出が原因となる。慢性腎不全患者は、血清亜鉛濃度が平均的に低濃度である。

（2）**肝障害**：慢性・急性肝炎ではいづれも血清亜鉛値の低下が認められる。アルコール性肝硬変患者でも血清亜鉛濃度の低下が認められる。また、C型肝炎に関しても、病状の進展に伴い、血清亜鉛濃度が低下する。

（3）**糖尿病**：糖尿病性ニューロパチーが原因となる。糖尿病患者は亜鉛欠乏傾向が高く、尿中の亜鉛排出量の増加傾向が認められる。

（4）**遺伝性味覚障害**：偽性副甲状腺機能低下症、Turner症候群、Riley-Day症候群（家族性自律神経失調症）、嚢胞性線症等の遺伝性疾患において味覚障害がみられる

（5）**消化器疾患**：亜鉛吸収は十二指腸・空腸で吸収されるため、これらの部位での吸収に関与する疾患（空腸憩室炎、Coeliac病、クローン病、潰瘍性大腸炎、短腸症候群、Cronkheite-canada症候群）、または胃や腸の手術後には血清亜鉛量の低下が認められ、味覚障害の例もある。

（6）**甲状腺疾患**：甲状腺機能障害によって血清亜鉛量低下ならびに唾液中亜鉛量低下が認められる。また、甲状腺機能障害による神経障害により、味覚障害を発症する可能性もある。甲状腺機能亢進症治療薬においても、薬剤性味覚障害を起こす可能性がある。

（7）**悪性貧血・鉄欠乏性貧血**：体内のビタミンB_{12}が欠乏すると、悪性貧血に伴うハンター舌炎や、鉄欠乏による鉄欠乏性貧血をおこすことがある。例えば、胃切除後にビタミンB_{12}欠乏をおこし、Hunter舌炎になり味覚障害を発症する場合がある。

（8）**妊娠**：妊娠中は、食べ物の好みが変化したり、塩味に関して、味覚減退がおこることがある。女性の性周期に関するホルモンや、妊娠による亜鉛欠乏が原因と考えられている。

5）口腔疾患性味覚障害

舌炎・舌苔（図2-1）・ドライマウス等の口腔状態に、味覚障害が併発する場合がみられる。
舌苔は、口臭の原因ともいわれ、カンジダ症を伴う場合も多くみられ、乳頭を舌苔が覆ってしまったり、舌炎を引き起こし味覚障害を発症してしまうケースがみられる。また舌苔を歯ブラシで除去する際、過度な力でブラッシングしてしまい、人為的に乳頭を傷つけ味覚障害を悪化させてしまう場合があり、注意を必要とする。しかしながら、舌苔は、プラーク同様バイオ

フィルムの一つであり、歯周病菌が多く付着しているため、正しく適切な舌清掃を行う必要性がある（図2-2）。

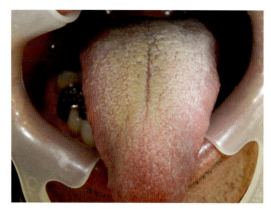

図 2-1

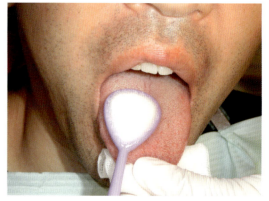

図 2-2

　口腔乾燥症（ドライマウス）は、服用薬剤、シェーグレン症候群等の全身疾患、加齢による唾液分泌の低下等の原因が考えられる。

　口腔乾燥症による唾液分泌低下は、自浄作用の減少ならびに唾液による抗菌作用の低下を引き起こし、舌苔の増加および口腔内細菌叢変化によるカンジダ症を生じる。これに関連して味覚障害を生じる原因となりうる。

　また、唾液は食物を溶解して味蕾の味細胞に到達させるため、唾液分泌の低下は直接的に味覚障害の原因ともなる。また、味蕾の存在する舌乳頭に関しても、唾液分泌低下患者の舌乳頭は正常者に比べて、乳頭の発赤・扁平化・浮腫等がみられることが多い。

　カンジダ症は、口腔内の真菌であるカンジダが増殖することにより起こる。舌では偽膜性カンジダ症（白いカンジダ症）・紅斑性カンジダ症（赤いカンジダ症）がみられる。

　鉄欠乏性貧血・悪性貧血において、Hunter舌炎や平滑舌と呼ばれる所見がみられ、味覚障害が生じる場合がある。

　また、下顎孔伝達麻酔後に味覚障害を訴える場合がある。多くの場合、一過性で消失するが、数年続き提訴まで至った症例も報告されており、伝達麻酔時には、患者への味覚障害の可能性を事前に説明しておく必要がある。

6）心因性味覚障害

うつ病（仮面うつ病・転換性ヒステリー含む）の部分的な症状として、味覚障害を発症する場合がある。このような患者の場合、心理テストを実施し、抗不安薬の投与を行うと改善がみられる場合が多く、心療内科・精神科との連携が必要となる。

＊心理テスト（図2-3）

心理テストには、多種が存在するが、代表例として、SDS（Self-rating Depression Scale）がある。この心理テストは、抑うつ傾向を測定する試験であり、患者の精神状態の判定に有効である。しかし、記入においては、患者に抑うつ試験であることは告げず、「健康調査」と称して記入をしてもらう必要がある。これは、心理テストと告げてしまうと、患者は自らの状態を偽る可能性があるためである。

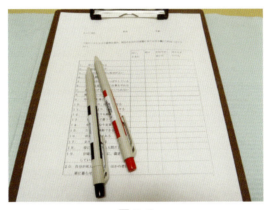

図 2-3

舌痛症

心因性味覚障害では、味覚障害だけでなく舌痛症を訴えることがある。

舌痛症は、舌や全身に病変ならびに器質的変化が認められないが、表在性の痛み（ヒリヒリ、ピリピリ、チリチリ等）、しびれ、異常感が認められる病変である。食事中は痛みを感じない特徴があり、仕事などに集中しているときも疼痛緩和がみられる。発症率は全人口の0.7～3％で、中高年の女性に多く見られる。患者は、①癌、②正常舌組織を異常であると訴える、③歯科治療ならびに歯科補綴物を発症のきっかけとするといった特徴も見られる。

7）放射線治療後味覚障害

放射線治療において、舌が照射域に含まれると、味覚障害を起こす場合があるが、2～3か月で回復する。6か月後にはほぼ回復する可逆性障害である。

1日1回1.5～2Gy照射すると、照射後5～10日（10Gy）頃に味覚障害を発症し、20日（30Gy）頃でピークを迎え、26日（40Gy）頃で味覚は完全に消失する。

発症原因としては、放射線の味蕾細胞の直接的傷害ならびに放射線照射による唾液分泌量の減少、口腔粘膜の炎症が挙げられる。

＊Gy（グレイ）とは人体に吸収された放射線のエネルギーの量を表す単位

8）中耳手術・口蓋扁桃摘出術後等の耳鼻咽喉科疾患手術後における味覚障害ならびに中枢神経障害

鼓索神経ならびに舌咽神経の障害が原因となり、味覚障害が生じる。耳鼻咽喉科との連携が必要となる。これに関しては、原因が明確であり診断は容易である。

9）特発性味覚障害

血清亜鉛値が正常で原因不明の味覚障害を特発性味覚障害と定義する。

血液中にはヒトの体内の亜鉛量の0.3％（ヒトの体内には約2.3gの亜鉛が存在し、血液中には6mgが含まれる）しか含まれておらず、また、血清中に含まれる亜鉛量は全血液中の10％～20％と考えられており、必ずしも体内の亜鉛量を正確に反映しているとは言い難い。そのため、血清亜鉛値が正常な場合においても、潜在性亜鉛欠乏症と考えられる場合も多く、亜鉛製剤投与が第一選択とされる。

2．味覚障害の症状

味覚障害の症状は下記の症状に大別できる。

1）味覚減退・味覚消失

食事の種類に関わらず、味覚を感じない、もしくは味覚感度が低下している症状で、味覚障害全体の8～9割を占める。

2）自発性味覚障害

口腔内に何も存在しないにもかかわらず苦味、塩味を感じる。薬剤性味覚障害に多発傾向あり。苦味を訴える場合が多い。

3）乖離性味覚障害

　塩味等の単独基本味が消失する症状。

4）悪味症

　何を食べてもまずく感じてしまう症状である。

5）異味症

　本来と異なった味を感じてしまう症状。

　異味症は貧血特に鉄欠乏性貧血の患者において発症傾向が高い。

6）味覚障害付随症状

　1）～6）の症状に付随して、舌痛症、ドライマウス、風味障害の症状がみられる場合がある。風味障害とは、味覚検査は正常な嗅覚異常のことである。もちろん感冒後等に、味覚嗅覚同時障害がおこることもある。

3．味覚障害の診断と検査

1）問診における質問項目（図2-4）

　①発症時期

　②発症状況（心理エピソード、耳鼻咽喉科的疾患、感冒、脳血管障害既往の有無等）

　③全身疾患の有無（糖尿病、腎疾患、肝機能障、貧血等）

　④薬剤服用の有無

　⑤嗅覚障害の有無

　問診にて、病悩期間が長い場合、治療効果が出にくいと言われている。

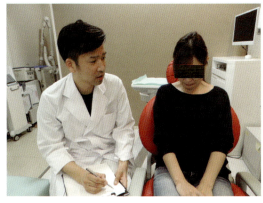

図2-4

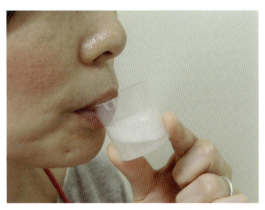

図2-5　唾液分泌検査

2）口腔内診査

舌の観察を行い、舌の器質的障害・損傷がないか確認する。また、舌炎・舌苔の有無を観察する。平滑舌がみられる場合は、貧血が疑われる。

ドライマウスの状態を確認する。ドライマウス検査法には、①無刺激下唾液分泌（安静時唾液分泌量）②ガム試験 ③サクソン試験の3つの試験法がある（図2-5）。

① 無刺激下唾液分泌の検査方法

　刺激を与えない状態での唾液分泌測定方法
1. 検査前は口はつよくすすがない。喫煙は禁止
2. 座った状態で、咀嚼せず、安静な状態で自然に排出される唾液を容器に採取する
3. 15分後にたまった唾液量を測定する
4. 15分で1.5ml以上の量で正常、1.5ml以下で陽性

② ガム試験

　ガムを噛んだ状態の唾液分泌量測定方法
1. 検査前に水で口を軽くすすぐ
2. ガムを1枚10分間噛む
3. 10分後にたまった唾液量を測定する
4. 10分間で、10ml以上あれば正常、10ml以下で陽性

③ サクソン試験

　口腔内で滅菌ガーゼを噛んでもらい、ガーゼが吸収した唾液量の重量を測定する。
1. 測定前、容器とガーゼの重量測定をする
2. 患者に2分間一定の速度（120回/2分）でガーゼを噛んでもらう（メトロノーム等の使用が望ましい）
3. 2分後重量測定し、2g以下であれば陽性となる

3）味覚検査
(1) 電気味覚検査（図2-6〜図2-8）

　舌に電流を流すと金属味を感じる。これを応用して行うのが電気味覚検査である。検査には電気味覚計を用いて行う。鼓索神経領域、舌咽神経領域、大錐体神経領域が検査部位となる（図2-9〜図2-11）。

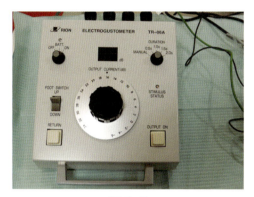

図2-6

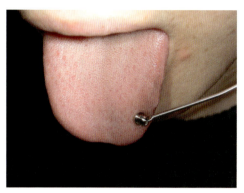

図2-9

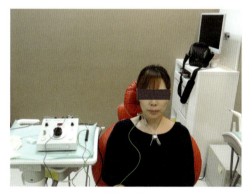

図2-7

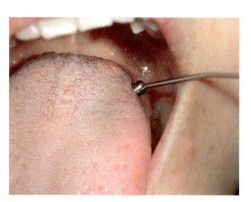

図2-10

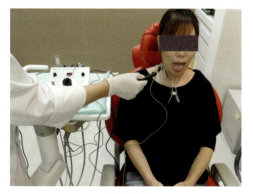

図2-8

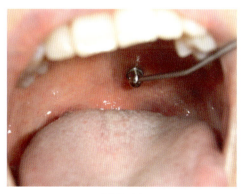

図2-11

検査方法

プローブを検査部位に押し当て低電流より直流電流を通電させる。不関電極は患者の頸部に装着させる。味を感じたら患者にボタンを押してもらい閾値とその味を測定する。ピリッと感じる電気刺激は味覚閾値に含まない。

左右の鼓索神経、舌咽神経、大錐体神経の合計6か所にて、0.5～1秒通電させ、測定後は3秒以上間隔を空けてから、再度電流を流す。

判定基準

鼓索神経領域　　閾値 0dB

　　　　　　　　正常範囲　8dB 以下

舌咽神経領域　　閾値 4dB

　　　　　　　　正常範囲　14dB 以下

大錘体神経領域　閾値 8dB

　　　　　　　　正常範囲　22dB 以下

左右の電気味覚閾値が6dB以上の場合は左右差有意と判定する。

(2) 濾紙ディスク検査（図2-12～図2-13）

甘味、塩味、酸味、苦味の味溶液を5段階の濃度に分けて、直径5mmの濾紙ディスクに浸す。その味が判別できるかを測定する。検査部位は左右の鼓索神経、舌咽神経、大錐体神経の合計6か所で電気味覚検査と同部位である。

検査は濃度番号の小さいものから行い、苦味は必ず最後に検査を行う。

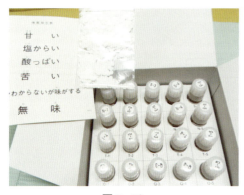

図2-12

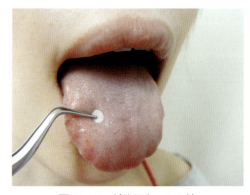

図2-13　濾紙ディスク法

濾紙ディスク検査の味溶液の濃度

精製白糖（甘味）（S）	
1	0.3%
2	2.5%
3	10%
4	20%
5	80%

塩化ナトリウム（塩味）（N）	
1	0.3%
2	1.25%
3	5%
4	10%
5	20%

酒石酸（酸味）（T）	
1	0.02%
2	0.2%
3	2%
4	4%
5	8%

塩酸キニーネ（苦味）（Q）	
1	0.001%
2	0.02%
3	0.1%
4	0.5%
5	4%

領域別評価判定

濃度番号1　　　正常者の下限以下

濃度番号2　　　正常者の中央値

濃度番号3　　　正常者の上限

濃度番号4以上　味覚減退

　鼓索神経および舌咽神経の検査閾値を平均して評価する方法があり、治療効果判定にも用いられる。

(3) ソルセイブを用いた味覚検査（図2-14）

　ソルセイブとは食塩味覚閾値判定濾紙（スプーン型濾紙に一定濃度の食塩を染み込ませ乾燥してある）であり、もともと高血圧患者の食塩摂取状況評価のための製品である。これを応用し検査濾紙低濃度から嘗めていき、塩味を患者が感じとれる濃度を判定する。

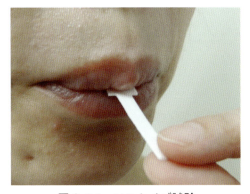

図2-14　ソルセイブ試験

市販のソルセルブ試験紙の濃度

0%　0.05%　0.1%　0.2%　0.4%　0.6%　0.8%　1.0%　1.2%　1.4%　1.6%

0.6%以下で味覚判定できる場合を正常値とする

(4) 全口腔法

　甘味・塩味・酸味・苦味について様々な濃度の溶液を作製し、一定量を口腔内に入れて味わせてから、吐き出させる検査方法である。

　口腔内全体での味覚障害の程度判断するのに有効である。

　しかし、濃度設定、検査手技は規格統一されておらず、検査液も自作する必要がある。

　よって、濾紙ディスク検査を改良し、濾紙ディスクの味溶液を染み込ませた濾紙を、口腔内全体で味わってもらう方法を簡便法として、筆者は行っている。メリットとして、濾紙ディスク法と比較して短時間で、味覚障害の概要を把握する事ができる。

(5) 舌苔の観察ならびにカンジダ検査（図2-15）

　舌に舌苔が付着することにより味物質の味蕾への到達障害がおこる。また、舌苔の肥厚はカンジダ菌の温床にもなりやすく、味覚障害のみならず舌の違和感、疼痛にもつながる。

　そのため、舌のカンジダ菌検査を行う。

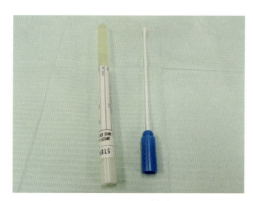

図2-15　カンジダ検査キット

(6) 心理テスト（図2-3）

心因性味覚障害の有無の判定のため、各種心理テストを行う。

また、味覚障害の改善度を視覚的に評価するため、VAS（Visual Analog Scale）を応用すると、舌痛症を併用している場合等の患者の治療効果判定に役立つ。

VASとは、視覚的評価スケールといい、「0」を痛みのない状態「100」を今まで経験した一番強い痛みとして、現在の痛みが10cmの直線上のどの位置にあるかを示す方法である。本来、VASは「痛みの強さの評価法」であるが、味覚も痛み同様，患者個人の主観的な感覚であるため、心理的な要因が複雑に関与する。よってこれを、客観的に診断するのは、困難を極める。

味覚障害（舌痛症）の最もひどい状態を「100」全く違和感のない状態を「0」とすることで、代表的な心理テストは以下のものである。

a) TMI：自律神経失調症の判定に用いる
b) STAI FORM：「状態不安」と「特性不安」を測定する。状態不安はたった今、この瞬間に自分に当てはまるものを、特性不安は普通のいつもの自分にあてはまるものをいう
c) SDS：正常・神経症・うつ病の判定に用いる

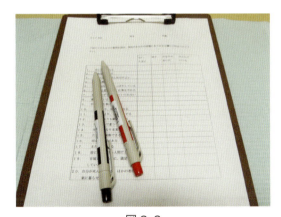

図2-3

4）臨床検査

（1）血液検査

糖尿病・肝機能・腎機能等の診断並びに亜鉛・鉄・銅の血清量等を測定し異常の有無を判定する（図 2-16）。

血液一般検査とは、血液の固形成分である血球（白血球・赤血球・血小板）の数や機能を調べる検査で、血液凝固防止のため抗凝固剤入りの採血管を用いる必要がある。

検査項目

WBC（白血球）	総ビリルビン
RBC（赤血球）	AST（GOT）
Hb（ヘモグロビン・血色素）	ALT（GPT）
Ht（ヘマトクリット値）	総コレステロール
血小板	TIBC
赤沈（赤血球沈降速度）	UIBC
MCV（平均赤血球容積）	銅
MCH（平均赤血球血色素量）	亜鉛
MCHC（平均赤血球血色素濃度）	CRP
血沈（ESR）	※ドライマウスの場合　下記項目も追加
グルコース	アルブミン（Alb）
尿素窒素	RF 定量
クレアチニン	抗核抗体（FA）
鉄	抗 SS-A/RO（ELISA）
総蛋白（TP）	抗 SS-B/LA（ELISA）

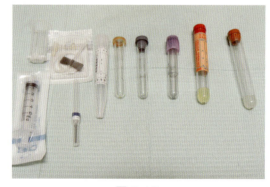

図 2-16

味覚障害において重要な血液検査項目

◆ 亜鉛（Zn）

酵素の構成成分などとして体内に存在し、さまざまな代謝調節の役割を担っている。欠乏すると味覚障害など、いろいろな障害を引き起こす要因となる。

亜鉛欠乏性味覚障害は発症頻度も高いため必須の項目。

基準値

64～111μg/dL

基準値より高い場合

成長ホルモン欠損症、甲状腺機能亢進症、副腎不全、血液疾患など

基準値より低い場合

摂取不足、吸収障害、肝硬変、糖尿病、下痢など

◆ 銅（Cu）

小腸上部から吸収され、約95％はアポセルロプラスミンと結合し、セルロプラスミンとなる。他は、アルブミンやアミノ酸と結合している。

酵素やタンパク質の構成成分として存在し、体内において生理作用ならびに成長促進に役立っている。内科的には、銅の検査は主にウイルソン病の診断に使われている。

基準値

68～128μg/dL

基準値より高い場合

感染症、白血病、鉄欠乏性貧血、悪性腫瘍、胆道閉鎖症など

基準値より低い場合

ウィルソン病、ネフローゼ症候群、多発性硬化症、栄養不足など

◆ UIBC（不飽和鉄結合能）

血液中の鉄と結合していないトランスフェリンを表す。

基準値

150 〜 340 μg/dL

基準値より高い場合

鉄欠乏症貧血など

基準値より低い場合

再生不良性貧血、肝硬変、急性肝炎など

◆ TIBC（総鉄結合能）

血液中のトランスフェリンが、鉄と結合できる総鉄量を表す。

総鉄量 TIBC ＝ UIBC ＋血清鉄である。

基準値

250 〜 440 μg/dL

基準値より高い場合

鉄欠乏性貧血など

基準値より低い場合

溶血性貧血、再生不良性貧血、ネフローゼ症候群など

◆ 血清鉄（Fe）

酸素を運ぶヘモグロビンの構成物質のひとつで、一般的に貧血の原因を調べるために用いられる。

基準値

60 〜 175 μg/dL

基準値より高い場合

溶血性貧血、再生不良性貧血、ヘモクロマトーシス、肝臓疾患など

基準値より低い場合

鉄欠乏性貧血、腎臓疾患、リウマチ、悪性腫瘍、妊娠中など

採血方法

採血には、ほとんどの場合、前腕が選択される。前腕で血管を見つけることが困難な場合手背を選択する（図 2-17 ～図 2-18）。

肘付近の解剖図（右前腕前面）

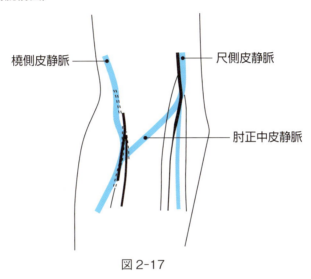

図 2-17

手背の解剖図（右手背）

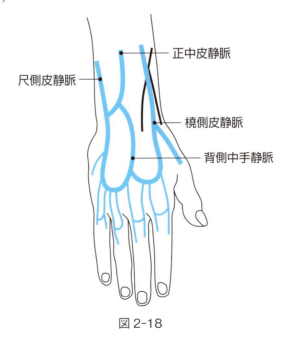

図 2-18

3．味覚障害の診断と検査

> 必要物品

今回は、初心者でも比較的簡単に採血ができる、翼状針とアダプター、ホルダーを用いた採血方法を紹介する。

① 酒精綿　　　　　② 駆血帯
③ 採血針　　　　　④ 翼状針
⑤ ホルダー　　　　⑥ 真空採血管
⑦ 肘枕　　　　　　⑧ トレー
⑨ ディスポーザル手袋　⑩ アダプター

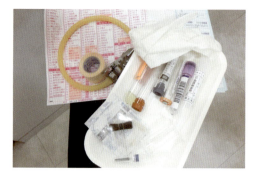

図 2-19

> 採血手順

① 手を洗浄、手指消毒し、ディスポーザル手袋を装着。
② 採血指示箋、採血ラベル、患者の名前の一致を確認（名前は本人にフルネームで名乗ってもらい、取り違え事故防止に努める）。
③ 清潔操作に十分注意しながら翼状針・アダプター・ホルダーをセットする。

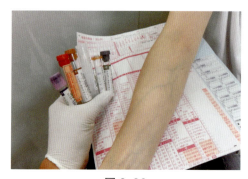

図 2-20

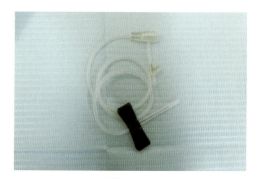

図 2-21

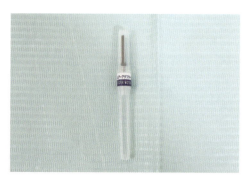

図 2-22

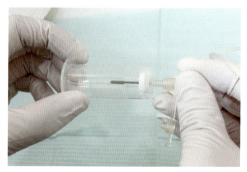

図 2-23

④　駆血帯を巻く。

⑤　静脈を探す。

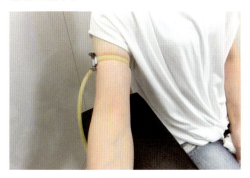

図 2-24

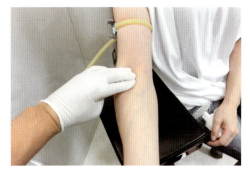

図 2-25

　血管が分かりにくい場合、腕を温める、手の開閉を行う、駆血帯をきつめに巻くといった方法で血管を探すとよい。しかし、駆血帯を2分以上巻いていると患者の腕に負担がかかり疼痛の原因になるばかりでなく、静脈血のうっ血による静脈血管壁過剰拡大がおこり血液成分の変化をきたす。これにより正確な検査値が測定できないため、採血は2分以内に終了させる必要がある。

⑥　採血部の消毒を行う。

　採血する場所から外側に円を描くように消毒する。針を刺すまでにアルコールが乾燥していることを確認する。アルコールの乾燥が不十分の場合、充分な消毒の効果が得られない。また、アルコールは皮膚内に混入し疼痛の原因となる。

⑦　翼状針のキャップを外して血管に刺す。

　逆血によって血管に入ったことが確認できる。指先のしびれ、電撃痛を訴える場合には、神経損傷の可能性があり、早急に抜針する必要性がある。

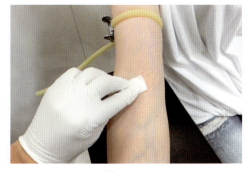

図 2-26

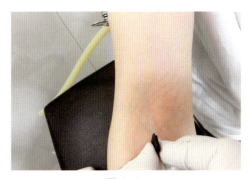

図 2-27

⑧ 採血管をホルダーに挿入し、血液の吸引が終了し次第、速やかに２本目３本目と入れかえていく。
⑨ 採血管を抜去したことを確認し駆血帯を外す。
⑩ 酒精綿を刺入部位にあて、翼状針を抜く。
⑪ よく絞った酒精綿で、５分間圧迫止血を行う。

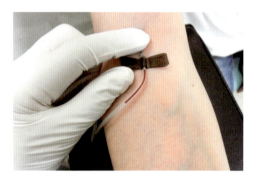

図 2-28

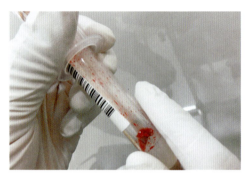

図 2-29

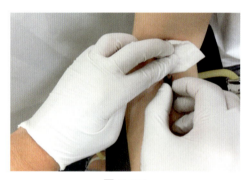

図 2-30

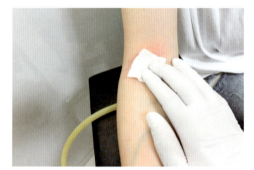

図 2-31

(2) 自己免疫検査

シェーグレン症候群が疑われる場合は、血液中の抗核抗体の有無を調べる自己免疫検査を行うこともある。

抗核抗体は、細胞核成分と反応する自己抗体の総称である。抗核抗体は、多くの膠原病で陽性を示すことから膠原病の検査として用いられている。この検査で陽性の場合、続いてどの種類の抗核抗体が陽性なのかを調べる検査を行う。

シェーグレン症候群

シェーグレン症候群は1933年にスウェーデンの眼科医ヘンリック・シェーグレンが発表した論文を由来として、その名前がつけられた疾患である。

シェーグレン症候群は、膠原病の1つである。特徴として、中年女性に好発し、口腔や眼球などの乾燥症状をもたらすことがあげられる（唾液腺や涙腺が自己抗体により障害を受けることが原因となる）。

シェーグレン症候群の診断基準は下記の通りである。

1. 生検病理組織検査で次のいずれかの陽性所見を認めること（リンパ球浸潤の存在）
    a) 口唇腺組織で4mm²あたり1focus（導管周囲に50個以上のリンパ球浸潤）以上
    b) 涙腺組織で4mm²あたり1focus（導管周囲に50個以上のリンパ球浸潤）以上
2. 口腔検査で次のいずれかの陽性所見を認めること（唾液分泌量の低下の存在）
    a) 唾液腺造影でStage Ⅰ（直径1mm以下の小点状陰影）以上の異常所見
    b) 唾液腺分泌量低下（ガム試験10ml以下/10分、サクソン試験2g以下/2分）があり、かつ唾液腺シンチグラフィーで機能低下の所見
3. 眼科検査でいずれかの陽性所見を認めること（涙の分泌低下の存在）
    a) シルマー試験で5mm以下/5分，ローズベンガル試験で陽性
    b) シルマー試験で5mm以下/5分，蛍光色素試験で陽性
4. 血清検査で次のいずれかの陽性所見を認めること
    a) 抗SS-A抗体陽性
    b) 抗SS-B抗体陽性

この4項目の中でいずれか2項目が陽性であれば、シェーグレン症候群と診断する。

シェーグレン症候群診断基準（厚生労働省研究班1999年）

抗体と自己抗体

　抗体とは生体防御に重要な存在であり、自身のカラダ以外のもの（細菌・ウイルスなどの異物、がん細胞など）を異物とみなし、排除しようとする蛋白である。

　自己抗体とは、免疫機能異常により異物でない自身の成分を異物と認識し、抗体をつくり、結果的に自分自身の細胞を攻撃してしまうものである。

　検査の目的は、膠原病が疑われる場合や膠原病の経過観察のためである。抗核抗体が高値（陽性）を示す病態としては、膠原病（全身性エリテマトーデス・混合性結合組織病・シェーグレン症候群・全身性硬化症・強皮症・多発性筋炎・皮膚筋炎・関節リウマチなど）があり、膠原病以外の疾患としては、慢性甲状腺炎・原発性胆汁性肝硬変症・自己免疫性肝炎・重症筋無力症などがある。

抗SS-A抗体・抗SS-B抗体

　シェーグレン症候群（Sjögren syndrome）の名前に由来し、抗SS-A抗体、抗SS-B抗体のSSは命名された。つまり、抗SS-A抗体、抗SS-B抗体は、シェーグレン症候群で高頻度に陽性を示し、診断項目の1つとして用いられる。

　抗SS-A抗体のほうが、抗SS-B抗体よりも頻度・抗体値ともに高い。抗SS-A抗体は、シェーグレン症候群以外の膠原病でも陽性を示す確率が高いが、抗SS-B抗体は、頻度が低いだけでなく、シェーグレン症候群以外の膠原病での陽性率が低いため、疾患特異性が高い。

　ちなみに、抗SS-B抗体の単独検出例は稀で、抗SS-B抗体が陽性の場合は、ほぼ抗SS-A抗体も検出される。

表 2-1　抗核抗体陽性率

全身性エリテマトーデス	100%
混合性結合組織病（MCTD）	100%
進行性全身性硬化症	80〜90%
シェーグレン症候群	70〜90%
多発性筋炎／皮膚筋炎	50〜80%
自己免疫性肝疾患	30〜80%　陽性
※健常者 　年齢や性別で陽性率は異なるが、10代の女性で最も高い陽性率を示す。	約10〜20%で陽性
※高齢者	約20〜40%で陽性

抗核抗体検査：陽性の場合は、染色型によって下記のように分類される。

表 2-2　代表的なパターン（染色型）と疑われる自己抗体

	染色パターン	抗核抗体	主な関連疾患
1	均質型	抗ヒストン抗体・抗 DNA 抗体・抗 ss-DNA 抗体・抗 ds-DNA 抗体	全身性エリテマトーデス
2	辺縁型	抗 DNA 抗体・抗 ss-DNA 抗体・抗 ds-DNA 抗体	全身性エリテマトーデス
3	斑紋型	抗 RNP 抗体・抗 Sm 抗体・抗 SS-A 抗体・抗 SS-B 抗体・抗 Scl-70 抗体・抗 Ki 抗体	全身性エリテマトーデス シェーグレン症候群 慢性関節リウマチ 全身性硬化症
4	核小体型	抗 U3-RNP 抗体・抗 PM-Scl 抗体・抗核リボソーム抗体	全身性硬化症 全身性エリテマトーデス
5	セントロメア型	抗セントロメア抗体	全身性硬化症
6	PCNA 型	抗 Na 抗体など	全身性エリテマトーデス
7	Granular 型	抗 p80 coilin 抗体など	原発性胆汁性肝硬変 シェーグレン症候群　など

第3章 臨床編

1. 味覚障害の治療

　各種検査により、原因が判明すれば、原因除去のための治療を行う。全身疾患、薬剤性味覚障害が疑われる場合は、かかりつけ医と連携を図り、全身疾患治療、対象薬剤の変更が必要となる。感冒性の場合は、耳鼻科との連携を図る必要がある。亜鉛欠乏性の場合、亜鉛の投与が必要となる。胃潰瘍治療薬プロマック（図3-1）が亜鉛製剤として有効であるが、歯科適用ではないため、亜鉛サプリメント投与ならびに食事療法が治療の主体となる。鉄欠乏性貧血による舌炎には鉄剤投与、Hunter舌炎にはビタミンB_{12}投与が必要となる。カンジダ菌が認められる場合には、フロリードゲル（図3-2）等のカンジダ治療薬が有効である。心因性の場合、歯科心身症的対応を行う必要があるが、患者の状態によっては、心療内科、精神科との連携が必要となる。漢方薬が味覚障害（特に突発性味覚障害、心因性味覚障害）、口腔乾燥症に有効な場合も多くみられる。

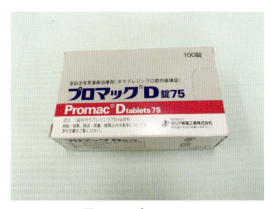

図3-1　プロマック

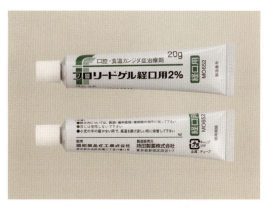

図3-2　フロリードゲル

1）亜鉛欠乏性味覚障害

血清亜鉛値は 64 〜 111μg /dL が正常値であり、64μg /dL 以下の場合は亜鉛欠乏性味覚障害と診断され、亜鉛製剤の投与が第一選択となる。しかしながら、前述したとおり亜鉛製剤「プロマック」は胃潰瘍治療薬としての適用しかなく、歯科適用は認められていない。よって内科との連携を図る必要性がある。亜鉛必要量はおおむね1日 15mg 程と言われているが、プロマック1日 1g を1日2回朝夕食後に分けて服用する。これは亜鉛量として1日 33.9mg に及ぶ。発症から治療の期間が短いほど、治療成績は良くなる。正常時の亜鉛の1日許容上限摂取量は 30mg とあるが、治療における経口摂取の場合、毒性は低いと言われている。しかし、長期にわたる服用に関しては、定期的な血清亜鉛量測定を行い、投与量の加減が必要となると同時に、6か月以上の改善が見られない場合は、亜鉛投与においては改善が困難な旨を前もって伝えておく必要がある。

また、本来であれば、亜鉛は食事からバランスよく摂取することが理想的であり、患者には、食育も含めた食事指導の必要性がある。

亜鉛を多く含む食品

（単位：mg /100g）

- 野菜・きのこ類

    干しぜんまい（4.6）、しろきくらげ・乾（3.6）

- 肉類

    ビーフジャーキー（8.8）、和牛肩ロース赤肉（5.6）、豚肩ロース赤肉（3.2）

- 魚介類

    生牡蠣（13.2）、あわびの水煮缶詰（10.4）、からすみ（9.3）、さば節（8.4）

    かたくちいわし・煮干し（7.2）、たたみいわし（6.6）、たらばがに水煮缶詰（6.3）

    いかなご（5.9）、かずのこ・乾（5.4）、やりいかするめ（5.4）ほや（5.3）、

    ふなの甘露煮（5.2）、ほたるいかの燻製（5.2）、ずわいがに水煮缶詰（4.7）

    ワカサギの佃煮（4.4）、平貝・生（4.3）、はまぐり佃煮（4.2）焼きたらこ（3.8）、

    ゆでしゃこ（3.3）

- 海藻類

    乾燥板わかめ（5.2）、まつも素干し（5.2）、焼き海苔（3.6）

- 豆類

    らい豆全粒・乾（5.5）、凍り豆腐・乾（5.2）、湯葉干し（5.0）、ささげ全粒・乾（4.9）

    そら豆全粒・乾（4.6）、えんどう豆全粒・乾（4.1）、きなこ（3.5）

    グリンピース（揚げ豆）（3.5）、大豆・国産・乾（3.2）

- 種実類

    まつの実・生（6.9）、いりごま（5.9）、カシューナッツフライ味付け（5.4）

    ひまわりの種フライ味付け（5.0）、アーモンド・乾（4.0）、落花生・いり（3.0）

- 穀類

    小麦はいが（15.9）、アマランサス・玄穀（5.8）、小麦たんぱく・粉末状（5.0）

    そば粉・表層粉（4.6）、ライ麦・全粒粉（3.5）、強力粉・全粒粉（3.0）

- 卵類

    卵黄　生・ゆで（4.2）

- 乳類

    ナチュラルチーズ・パルメザン（7.3）、脱脂粉乳（3.9）、プロセスチーズ（3.2）

- 調味料、香辛料類

    パプリカ・粉（10.3）、からし・粉（6.6）、バジル粉（3.9）、パセリ・乾（3.6）

    セージ・粉（3.3）

- 嗜好飲料

    ピュアココア（7.0）、抹茶（6.3）、紅茶・茶（4.0）

（新食品成分表2015 女子栄養大学出版部より）

2）薬剤性味覚障害

　服用薬に味覚障害の原因となりうるものが含まれる場合、処方した担当医と相談し、薬剤の変更等を依頼する。また、血清亜鉛値が正常な薬剤性味覚障害の場合においても、薬剤変更とともに亜鉛製剤の投与を行うと、より効果的な結果が得られる。

3）感冒罹患後味覚障害

　基本的に耳鼻咽喉科と連携を図る必要性があるが、亜鉛製剤は、末梢味覚受容器再生能もあると言われており、亜鉛製剤投与は有効な治療法の一つである。

　また高度味覚障害が発症し、神経損傷が原因として考えられる場合は、ステロイド漸減療法

ならびにビタミン B_{12} の投与が有効である。

4）全身疾患と味覚障害

　原因疾患の治療を行う。鉄欠乏性貧血に関しては、亜鉛欠乏が合併すると、味覚障害への影響を増大させるとの報告がある。また、悪性貧血に関しては、ビタミン B_{12} 投与が有効であり、味覚障害に関しても約1か月で、回復する場合が多い。

　糖尿病に関して、膵、インスリン、亜鉛とは密接に関与しており、血清亜鉛値が正常でも亜鉛製剤を投与し、良好な結果が報告されている。腎不全の患者に関しても酢酸亜鉛の有効性が報告されている。

5）口腔疾患性味覚障害

　舌苔には、細菌が多数存在し、味覚障害だけでなく、唾液への細菌供給源となり、カンジダ菌の温床となる。口臭ならびに歯周病の原因ともなり、適切な舌苔の清掃が必要となる。

　歯周病臨床において、歯・歯周組織の歯周病菌治療を行うのは当然であるが、舌苔の治療については、あまり清掃教育がされておらず、舌苔に対する清掃教育の普及を急ぐ必要があると考える。

　舌苔清掃には舌ブラシを用いると効果的である。その折に、歯磨剤を用いると、味蕾に対して刺激を与え、味覚障害を悪化させることもあるため使用しない。また、過度に擦ることは、味蕾の破壊につながるため、筆者は、特殊還元性マイナスイオン水を使用した舌苔除去を行っている。

＊特殊還元性マイナスイオン水

　特殊な方法で電気分解されたマイナスイオン水は、その電気エネルギーにより水酸化物イオンが増えておりアルカリ性を示すが、水酸化物イオンを放出する「対イオン」がないため、危険なアルカリではない。水酸化ナトリウムとは異なり、電子（マイナスの電気）を多く持った特殊なイオン水で、化学火傷や皮膚刺激性がなく、安全でしかも高い剥離効果がある。

舌清掃方法

① 舌後方2/3（特に分界溝直前）に、舌苔が付着しやすいことを、患者に理解させる。
② 舌扁桃付近には有郭乳頭も存在するため、清掃させない。舌をできるだけ前突させた時の最高部が分界溝になるため、この場所をしっかり患者に理解させる。
③ 特殊還元性マイナスイオン水を舌ブラシに適量つけ、舌ブラシを前後に動かし、数秒ブラッシング後水洗し、ブラシに汚れが付かなくなるまで行う。特殊還元性マイナスイオン水を用いる場合、特殊還元性マイナスイオン水を舌に付けてから少し時間を置くと、汚れが浮き上がり、短時間で舌を傷つけることもなく、舌苔を除去できる。
④ 基本的に1日1回を目安に行う。

また、舌の汚れがひどい場合、口臭がひどい場合、短期的・集中的に舌苔を清潔にしたい場合は、MK舌トレーシステムを行っている。

これは、舌をカバーできるよう特殊に作成された装置内に薬剤を注入し、舌の舌苔、細菌を一掃するものであり、歯周病に対する3DSと併用すると更なる効果を発揮する。

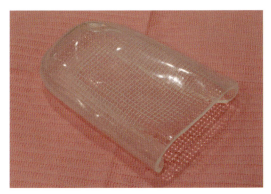
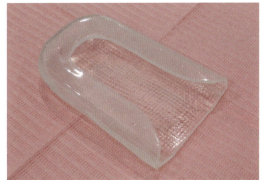
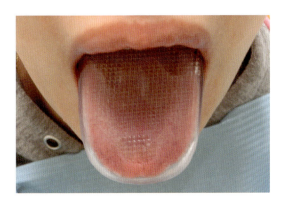

1．味覚障害の治療

症例 1

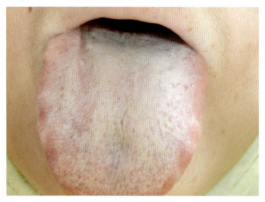
治療前

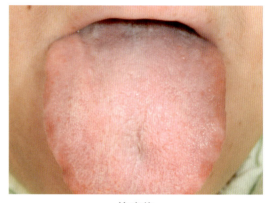
治療後

症例 2

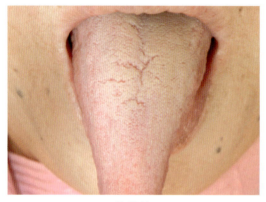
治療前

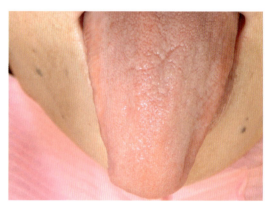
治療後

症例 3

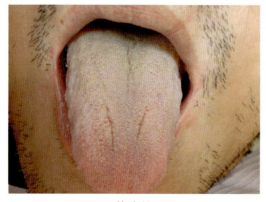
治療前

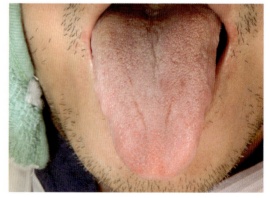
治療後

第 3 章　臨床編

症例 4

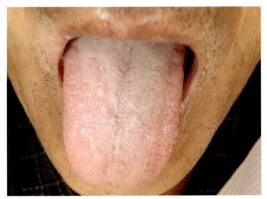

　　治療前　　　　　　　　　　　　　治療後

症例 5

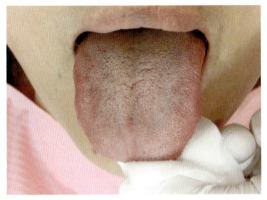
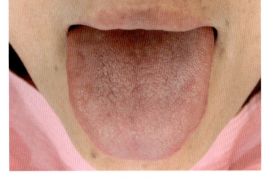

　　治療前　　　　　　　　　　　　　治療後

症例 6

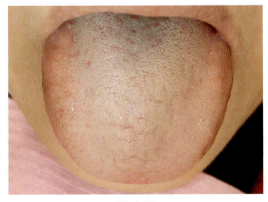
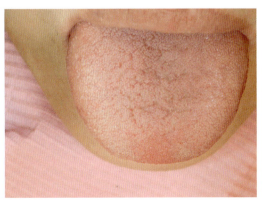

　　治療前　　　　　　　　　　　　　治療後

1．味覚障害の治療

カンジダ治療法

カンジダ検査によって陽性反応が確認された場合は、下記の薬剤を投薬する。

A）ミコナゾール・ゲル剤（フロリードゲル経口用）

1日10〜20gを毎食後と就寝前の4回に分けて塗布する。

ゲル状のため口腔内に定着しやすい。1〜2週間は継続使用する。

内服薬ではあるが、血中移行はほとんどしない。

B）イトラコナゾール内服液（イトリゾール内服液1％）

血中移行を示すため、重度のカンジダ症に対しても有効である全身性抗真菌薬。

イトラコナゾール内服液1日1回7日間、20mlを夕食前に口腔内全体にいきわたらせ飲み込む。

C）アムホテリシンBシロップ（ファンギゾンシロップ100mg/ml）（ハリゾンシロップ100mg/ml）

1回1mlを1日3回毎食後、8日間、口腔内にいきわたらせ飲み込む。相互作用がないため、多剤薬物服用者にも使用可能である。

口腔乾燥症

血液検査等により、シェーグレン症候群の疑いがある場合は、かかりつけ医師とも連携の上、シェーグレン症候群の治療薬の投与等、治療を開始する。

血液検査にて、異常が見られない場合、漢方薬処方により効果を上げる場合も多い。五苓散、白虎加人参湯は口渇に対する適応もあり、効果が認められる場合がある。

6）心因性味覚障害

検査により、全身的、器質的異常がみられず、心理テストにより神経症・うつ傾向がみられた場合、精神科医・心療内科医と連携し抗うつ剤等を処方する。

また舌痛症には西洋薬では、トフラニール・トリプタノールが有効である。漢方薬では心因性舌痛症には加味逍遥散が第一選択薬となる。また第二選択薬としては、体力を問わないものとして立効散、体力中等度のものに半夏瀉心湯・柴朴湯、体力が低下している人に桂枝加朮附湯・当帰芍薬散・六君子湯・十全大補湯がある。

味覚障害の漢方薬としては、特発性のものが適応となり、柴朴湯、比較的体力のあるものに黄連解毒湯・白虎加人参湯・柴胡加竜骨牡蠣湯、体力中等度は小柴胡湯・半夏瀉心湯、体力中

等度以下は半夏厚朴湯、体力が低下している人は柴胡桂枝乾姜湯・十全大補湯・六君子湯が適応となる。

7）放射線治療後味覚障害

　基本的には一定の期間（約6か月後）で回復するが、30〜40Gyは味覚障害が発生しやすい時期で、「食感のある食事をする」「味覚が鈍っているため濃い味の食事を好む」「香辛料を使い、においで味覚を感じやすくする」などの特質がある。また、50Gy以上は口腔乾燥、疼痛が強い時期であるため、「酸味の強い食事が疼痛を増す」「洋食より和食の方が食べやすい」「強いにおいや炊き立てのご飯のにおいを嫌う」などがある。このような特徴に気を付け食事指導を行う必要がある。

　また、保湿剤等を使用し、口腔内の湿潤を心がけ、歯ブラシからスポンジブラシ、うがいのみなど、口腔内の状態に合わせた口腔ケアが必要となる。

8）中耳手術・口蓋扁桃摘出術後等の耳鼻咽喉科疾患手術後における
　　味覚障害ならびに中枢神経障害

基本的には耳鼻咽喉科との連携が必要になる。

耳鼻咽喉科ではビタミンB_{12}やATP製剤の投与を行う場合が多いようである。

9）特発性味覚障害

　亜鉛製剤投与が第一選択とされるが、漢方薬の有効性が認められる場合もある。

2. 症例

症例① 44歳 女性

主訴 4か月前から、味覚を感じなくなった。甘味と塩味は感じるが、苦味、酸味は感じない。問診により全身疾患ならびに服用薬物は、既往歴、現病歴ともにない（図3-3）。

検査結果

① 味覚検査、電気味覚検査、濾紙ディスク検査ともに左側舌、左側口蓋が基準域に達しなかった。ソルセイブは正常範囲内であった。

② カンジダ検査（図3-4）真菌培養（+）

③ 血液検査（図3-5）血清鉄量低下が認められる。

④ 心理テスト　正常範囲内

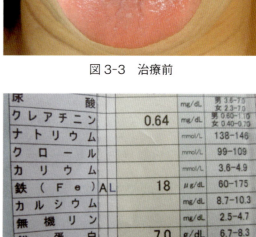

図3-3　治療前

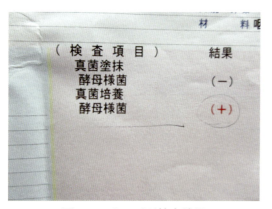

図3-4　カンジダ検査結果　　　　図3-5　血清鉄量の低下が認められる

治療方法と結果

カンジダ菌陽性のため、フロリードゲル2%処方、ならびに内科医と連携し、鉄剤投与をして食事指導を行ったところ、約2週間で症状は改善した（図3-6）。

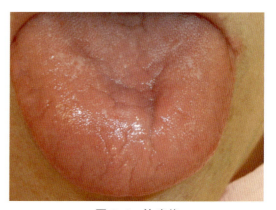

図3-6　治療後

症例②　76歳　女性

主訴　半年前から、口の中が乾く。

酸味も味がわかりづらく、舌が痛いときもある（図3-7）。

検査結果

① カンジダ検査にて真菌培養（＋）であった。

② 心理テストにて、ウツ傾向がみられた。

③ 濾紙ディスク法にて、酸味の味覚減退傾向がみられた。

④ 患者の申し出により採血は行わなかった。

⑤ 唾液量検査は正常値であった。

治療方法と結果

カンジダ菌陽性のため、フロリードゲル2％処方を行ったところ、味覚障害は改善した。しかし、舌の痛みは引き続き訴えた。

口腔内は検査値ならびに視診においても潤っており、心因性舌痛症を併発していると判断し、医師と連携し加味逍遥散を処方したところ、約3か月で改善がみられた（図3-8）。

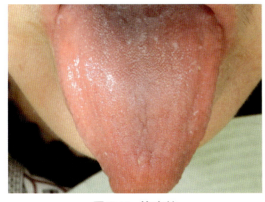

図3-7　治療前

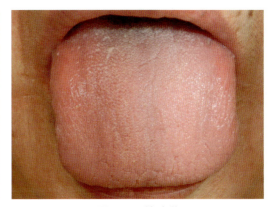

図3-8　治療後

症例③　66歳　女性

主訴　2年前から、舌全体が火傷のような痛み（ぴりぴり）があり、耳鼻科・皮膚科に通っていたがビタミン剤・口内炎の薬（ケナログ）を出されるだけで、症状は改善しない。食事中は痛みはない（図3-9）。

検査結果

① 味覚検査に異常はみられない。
② 心理テストにて、うつ傾向がみられる。またカウンセリングにより、家庭内にストレス要因があることが分かった。
③ 舌に器質的障害はみられない。

治療方法と結果

　食事中に舌の痛みが消えること、ならびにうつ傾向がみられることから、心因性舌痛症と判断、医師と連携し加味逍遥散を処方した。結果、処方から1か月位から改善がみられ始め、舌前部分は完全に改善した。また痛みのおこる時間も、日中はほとんど痛みを感じなくなった。その後、処方から6か月かけて徐々に改善傾向がみられ、最終的に完全に改善した（図3-10）。

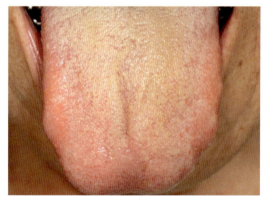

図3-9　治療前

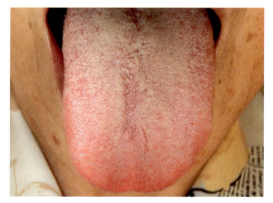

図3-10　治療後

症例④　63歳　女性

主訴　10か月前から舌に塩味が残っている。気になって、内科で約2週間前に血液検査をしてもらったが、血清亜鉛値ならびに全身状態も異常がなかった（図3-11）。

検査結果

① 血液検査は、内科の測定結果に基づき異常はみられず、ちなみに血清亜鉛値は81μg/dℓであり、こちらも併せて異常はみられなかった。
② カンジダ菌検査は陰性であった。
③ 心理テストにおいて、神経症傾向がみられた。
④ カウンセリングにおいても、神経質体質な印象がみられた。

治療方法と結果

　心因性味覚障害と判断し、医師と連携をとりながら加味逍遥散を投薬してみたところ、1週間後、舌がかゆくなると訴え、投薬を中止した。

　そのため患者とカウンセリングを行い、心療内科医と連携を取りながら、トフラニール錠10mgを就寝前に1錠投薬した。その後、徐々に改善改善がみられ、2か月後にはほとんど気にならなくなり、4か月後には、患者自身も気にならないレベルまで改善がみられた（図3-12）。

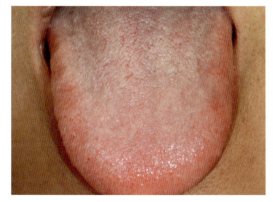

図3-11　治療前

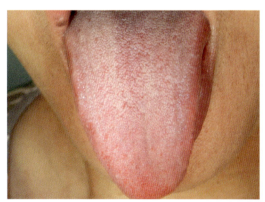

図3-12　治療後

2．症例

症例⑤　71歳　女性

主訴　1年前から味覚を感じない。

　　　　近所の歯医者にいったが、原因不明だった。

　　　　何を食べても、おいしくないため、やる気もおこらず体調もすぐれない（図3-13）。

検査結果

　①　血液検査において血清亜鉛値30μg/dL。

　②　カンジダ菌陽性であった。

　③　心理テストでは、問題がみられなかった。

　④　味覚検査は、基本4味に対して味覚減少傾向がみられた。

治療方法と結果

　カンジダ菌ならびに亜鉛不足が味覚障害の原因と診断し、フロリードゲル2％を処方すると同時に、内科医と連携を取りプロマックを処方したところ、改善傾向がみられ、約3か月後に完全なる改善がみられた（図3-14）。

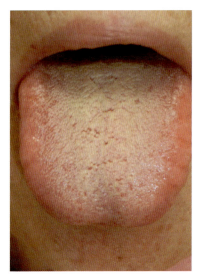

図3-13　治療前

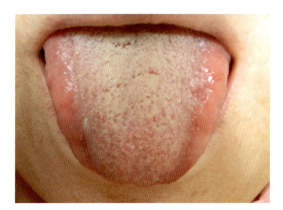

図3-14　治療後

症例⑥　74歳　女性

主訴　1年半前に歯科治療後、舌がピリピリすることがあり、近隣の耳鼻咽喉科で検査してもらうも異常は見当たらず、その後、3軒の耳鼻咽喉科を受診した。しかし、その3軒の耳鼻咽喉科においても異常は見当たらず、3週間前、耳鼻科医より歯科口腔外科の紹介を受け受診。血液検査を含めた検査を行ったが、異常は見当たらず当院を受診（図3-15）。

検査結果
① 歯科口腔外科の血液検査により異常はみられない。
② 心理テストにより、神経症傾向がみられる。
③ カンジダ菌検査、陰性である。
④ 舌に器質的異常はみられない。

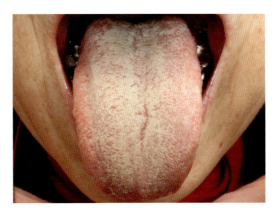

図3-15　治療前

治療方法と結果
　検査結果より心因性舌痛症と診断する。
　カウンセリングにより、とても人の視線が気になる患者であることが判明した。
　疼痛を特に気にされていることから、漢方薬の立効散を処方したところ、処方から約4か月かけて症状が改善した（図3-16）。

考察
　歯科治療後には、舌痛症の症状が生じやすいと言われている。舌痛症も発症から治療までの時間経過が長くなれば長くなるほど、治癒までの時間がかかるとも言われており、早期の対応を心がけるべきである。

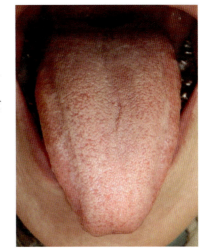

図3-16　治療後

2．症例

症例⑦　85歳　女性

主訴　2〜3か月前からご飯の味が全体的にわかりにくい。舌が癌になっているのではないかと思い、心配になり来院（図3-17）。

検査結果
① 味覚検査は舌咽神経領域・鼓索神経領域・大錐体神経領域全て、味覚障害傾向がみられた。
② 舌の器質的異常はみられない。
③ カンジダ検査により陽性反応がみられた。

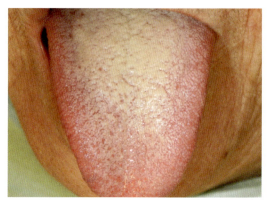

図3-17　治療前

治療方法と結果

カンジダ菌陽性であったことから、フロリードゲル2％を処方した。カンジダ様所見は改善したが、味覚障害は改善しなかった。よって再度、患者とカウンセリングしてみると、味覚障害発生時期前に処方されている薬があることが判明したため、かかりつけ医に相談して、薬剤の変更を行い、症状は改善した。このためこの症例は、薬剤性味覚障害であった（図3-18）。

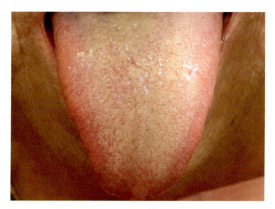

図3-18　治療後

考察

投薬の有無はあらかじめ、確認しておく必要があるが、多剤服用患者では、その判別はなかなか難しい。また、味覚障害ならびに舌痛症の患者においては、「舌が癌ではないか？」と心配されている方が多い傾向にあるため、患者のメンタル面での対応も重要となる。

症例⑧　43歳　女性

主訴　1年前に真珠腫性中耳炎で鼓室形成術を行ってから、味覚障害を生じた（図3-19）。右の味覚が感じない。

検査結果

味覚検査にて右側の味覚が消失していた。

治療方法と結果

カウンセリングによると、耳鼻科医からも鼓索神経の損傷についての説明は十分受けており、セカンドオピニオンとして歯科に来院されたとのことであったため、検査結果を含め説明し、耳鼻咽喉科での治療ならびに経過観察を勧めた。

考察

しかしながら、我々歯科の手術においても、伝達麻酔後の味覚障害の症例報告も存在することから、以下のような事柄に対して注意をする必要がある。

1）伝達麻酔時等、神経損傷の可能性がある場合、あらかじめ可能性について説明する。
2）可能であれば術前に味覚検査を行っておく。しかし、これは、全員の患者には難しいと思われるため、インフォームド・コンセント時に味覚障害に対して過敏な反応を示す患者に対して実施すればよい。

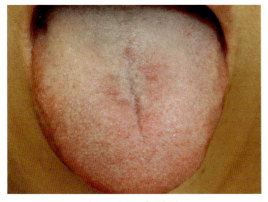

図3-19　初診時

2．症例

症例⑨　41才　男性

主訴　風邪をひいてから、味を感じにくい（図 3-20）。

検査結果

① カンジダ陰性。
② 血液検査も異常みられず。
③ 味覚検査においても、味覚異常みられず。

治療方法と結果

　感冒により嗅覚異常をきたし、これにより風味障害が生じたものと考え、耳鼻咽喉科での嗅覚治療をすすめた。

　その後、耳鼻科医より嗅覚治療終了後、味覚障害の自覚症状も改善した旨の連絡を受けた（図3-21）。

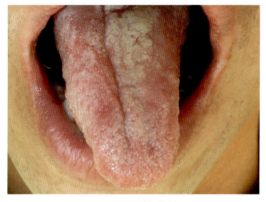

図 3-20　治療前

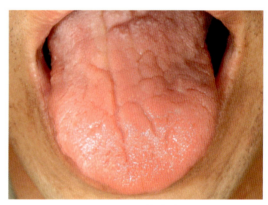

図 3-21　治療後

症例⑩　76才　女性

主訴　半年前位から、ご主人に食事の味付けが濃いと言われ、自分の味覚が減少しているのではないかと思った。その後、だんだん味覚を感じなくなり、今では、苦味以外は感じにくい（図3-22）。

検査結果

① カンジダ検査　陰性。
② 血液検査においても異常は見当たらない。
③ 味覚検査においては、大錘体神経領域以外は味覚異常がみられた。
④ 心理テストはうつ傾向がみられた。

治療方法と結果

　心因性味覚障害と診断した。もともと、心因性味覚障害気味であったとは思われるが、夫に、料理の味を指摘されたことで、精神的障害をおこし症状が悪化したと考えられる。

　医師と連携し、漢方薬として小柴胡湯を処方した。徐々に改善傾向がみられ、5か月後には自覚的にも、味覚検査的にも改善がみとめられた（図3-23）。

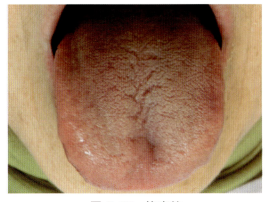

図3-22　治療前

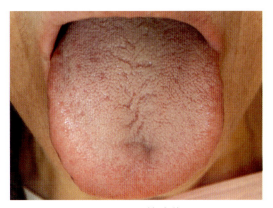

図3-23　治療後

2．症例

症例⑪　72才　男性

主訴　約3年前から、辛味、甘味、酸味が異常に濃く感じる。また、においにも敏感になっている。味が濃く感じすぎて食事がのどを通らないことも多く、毎日イライラしている。心療内科にも行ったが、心療内科の先生は機械的に薬を処方するだけで、一向に良くならない（図3-24）。

検査結果

① カンジダ検査　陰性。
② 血液検査も問題はみられず。
③ 心理テストにおいて精神状態不安定と判断できる。
④ 舌に器質的な異常はみられない。
⑤ 味覚検査において、異常はみられない。むしろ過敏反応がみられた。

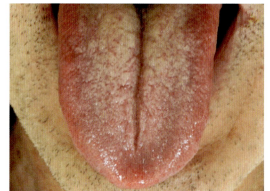

図3-24　治療前

治療方法と結果

味覚障害の中でも、『味覚過敏』に当たり、稀なケースである。イライラするとのこともあり、総合的に判断の上、医師と連携し、黄連解毒湯を処方した。

また、心療内科の医師の対応から医療不信に陥っているとも考えられるため、黄連解毒湯の効果・効能・今までの実績等をしっかりカウンセリングした。

すると、処方から1週間ほどで、改善傾向がみられ、約1か月半ほどで自覚的改善に至った（図3-25）。

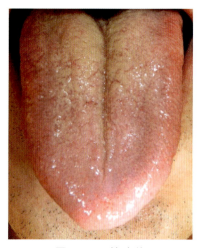

図3-25　治療後

考察

味覚障害の治療は、患者の自覚に頼るところが大きいため、投薬時には、プラセボ効果を利用していく必要もある。よって薬の処方時には、効果・効能を期待させる説明をすることが、治癒促進にもつながる。

また、味覚障害・舌痛症の患者に対して、機械的な対応は、患者に心理的ストレスを与え、治癒遅延のみならず、悪化にもつながりかねない行為のため絶対禁忌である。

症例⑫　70歳　女性

主訴　半年前から、味が感じづらい。また、舌もぴりぴりする（図3-26）。

検査結果

① カンジダ検査　陽性。
② 血液検査は問題みられず。
③ 舌苔の付着が多くみられる。

治療方法と結果

　カンジダ検査陽性、ならびに舌苔の付着が多くみられることから、舌苔がカンジダ菌の温床になっていると考えられるため、MK舌トレーを用いて、舌清掃を行うとともに、フロリードゲルを処方した。

　カンジダ菌陰性になるとともに、味覚障害ならびに舌の違和感も改善した（図3-27）。

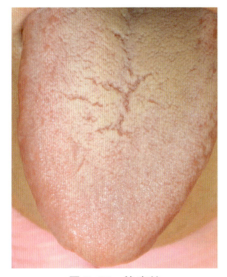

図3-26　治療前

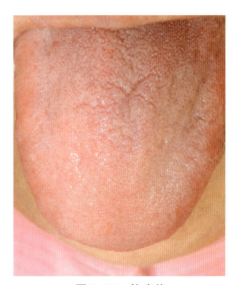

図3-27　治療後

2．症例

症例⑬　60歳　女性

主訴　3年前から、舌がピリピリする。

　　　　ご飯を食べているときは、まったく痛くない。

　　　　そのため、飴を四六時中なめている。

　　　　仕事をやめてから、特に痛みを感じる（図3-28）。

検査結果

①　カンジダ検査は陰性であった。

②　血液検査は問題みられず。

③　舌の器質的異常は認められない。

④　痛みの部位が日によって移動している。

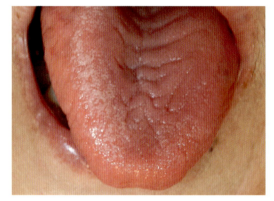

図3-28　初診時

治療方法と結果

　舌がピリピリするが、食事時には疼痛を感じない等、典型的舌痛症と考えられる。

　舌痛症の症状として、食事時は痛みがない、飴やガムを口にすることで、一時的な緩和が認められる、痛みの部位が移動する、中高年の女性の患者が多くみられる（約80パーセント）などがあるが、その特徴と一致する。

　しかしながら、患者より西洋薬・漢方薬含めて薬を飲むことは、極力避けたい旨の申し出があった。そのため、立効散を服用するのではなく、立効散を水に溶かしたものを口に含み、気になったときに舌に2〜3分あててもらうことにした。

　2週間続けてもらったところ、改善がみられたため、経過観察をつづけることとなった。

考察

　立効散に含まれる生薬サイシンには局所麻酔作用があり、この作用により改善がみられたと考える。

症例⑭　65歳　男性

主訴　口の中が、ネバネバして、さらに味を感じにくい。
妻から、口臭がきついと言われている（図3-29）。

検査結果
① カンジダ検査　陽性。
② 舌苔付着あり。
③ 口臭検査により口臭が認められる。
④ 味覚検査（濾紙ディスク検査）等に異常は認められない。

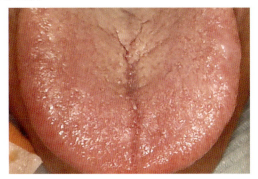

図3-29　治療前

治療方法と結果
味覚検査には異常がみられないこと、舌苔が認められ口臭もあることから、口腔カンジダ症、ならびに口腔衛生状態不良による味覚障害と診断した。

口腔カンジダ症には抗真菌薬を投与すると同時に、口腔清掃をおこなった。

舌苔の付着も見られたため、私が考案したMK舌トレーを用いて舌苔の清掃をおこなったところ、口臭ならびに味覚障害の改善がみとめられた（図3-30、図3-31）。

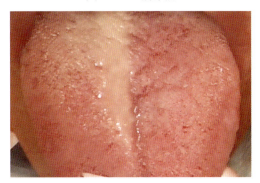

図3-30　治療中

考察
舌苔の付着により、味細胞を覆ってしまい、味覚障害を引き起こしてしまうことがある。

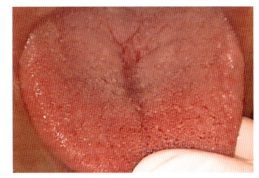

図3-31　治療後

また、口臭の原因の6割は舌苔にあるという報告もあり、口臭症の患者には舌苔の除去が効果的である。

しかしながら、不適切な舌苔の除去は、逆に味細胞を傷つけてしまうこともあり、注意が必要である。その点、MK舌トレーを使用した舌苔の除去は効果的と考える。

2．症例

症例⑮　40歳　男性

主訴　2日前に他の歯科医院で、伝達麻酔をされてから味覚が感じにくい（図3-32）。

検査結果

① カウンセリングにより左下6番の抜髄のため、他院にて左側下顎孔の伝達麻酔を行ってから、味覚を感じにくくなったとのことであった。
② 濾紙ディスク検査により、味覚障害がみられた。

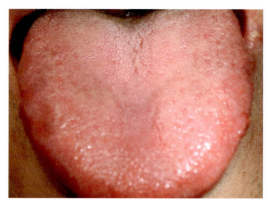

図3-32　治療前

治療方法と結果

伝達麻酔時に味覚神経に損傷を与えてしまったものと思われる。一般的には、伝達麻酔時の味覚障害は経時的に回復するため、その旨を説明し、1週間後、経過を見たところ改善がみられた（図3-33）。

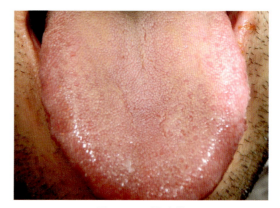

図3-33　治療後

考察

伝達麻酔時に味覚障害が起こることを念頭に、伝達麻酔を行う際には、患者には十分な説明を行う必要がある。

症例⑯　61歳　男性

主訴　舌に模様上のものがあり、痛い。

　　　模様の位置と場所が日によって変化している。

　　　耳鼻科で診察してもらい、ステロイド軟膏を処方してもらったが、改善が見られない（図3-34）。

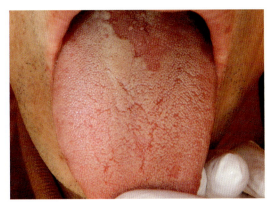

図3-34　初診時

検査結果

① カンジダ検査は陰性であった。

② 血液検査は問題みられず。

③ 舌に地図状の模様が見られ、痛みも伴っている。

　　模様は日によって変化がみられる。

診断と治療結果

　地図状舌は、原因不明の疾患であり、ステロイド剤の投与、ならびにビタミン剤の投与等の対症療法を行うが、改善がみられない場合も多い。

　患者は痛みの軽減を望んでおり、立効散を水に溶かしたものを口に含み、一日3回食後、舌に2～3分あててもらうように指示した。1週間続けてもらったところ、改善がみられた。

考察

　立効散に含まれる生薬サイシンの局所麻酔作用は、地図状舌にも有効であると考えられる。

各種検査項目資料

血液一般検査	
WBC（白血球）	外部から侵入した細菌やウイルスから体を防御する細胞であり、血液中に WBC が増加すると感染症の可能性が疑われる。
	基準値：$4.0 \sim 9.0 \times 10^3/\text{mm}^3$
RBC（赤血球）	肺で取り込まれた酸素を全身の組織に運んでおり、RBC 数の減少は、組織への酸素の供給減少へつながり、動悸・息切れ・頭痛・めまい等の全身症状がおこる。
	基準値：男性 $4.00 \sim 5.50 \times 10^6/\text{mm}^3$　女性 $3.80 \sim 5.00 \times 10^6/\text{mm}^3$
Hb（ヘモグロビン・血色素量）	赤血球中の大部分を占めている血色素であり、Hb の鉄分が酸素と結合し酸素を全身に運んでいる。
	基準値：男性 13.0 〜 18.0 g/dL　女性 12.0 〜 16.0 g/dL
Ht（ヘマトクリット）	血液中に占有する赤血球の容積の割合を％で示した値。
	基準値：男性 38.0 〜 54.0 ％　女性 36.0 〜 47.0 ％
血小板	血液を凝固させて止血の働きをする血球成分で、数が減少すると出血傾向が強くなったり、出血が止まりにくくなったりする。
	基準値：$15.0 \sim 35.0 \times 10^4/\text{mm}^3$
赤沈（赤血球沈降速度）	抗凝固剤を混和した血液で赤血球の沈む速度を測定。炎症性疾患で亢進する（貧血の影響を受けやすい検査である）。
	基準値：（一時間値）男性 10 mm 以下　女性 15 mm 以下
赤血球恒数	
MCV（平均赤血球容積）	Ht を RBC 数で割った値。RBC1 個の大きさを示す。 MCV（fL）＝Ht（％）/RBC（$10^6/\text{mm}^3$）× 10　（fL=10^{-15} L）
	基準値：82 〜 99 fL
MCH（平均赤血球血色素量）	Hb を RBC 数で割った値。RBC1 個あたりのヘモグロビンの量を示す。 MCH（pg）＝Hb（g/dL）/RBC（$10^6/\text{mm}^3$）　（pg=10^{-12}g）
	基準値：28.0 〜 34.0 pg
MCHC（平均赤血球血色素濃度）	Hb を Ht で割った値。1 個の赤血球中に含まれる Hb の濃度を示す。 MCHC（％）＝Hb（g/dL）/Ht（％）
	基準値：32.0 〜 36.0 ％
RDW（赤血球容積粒度分布幅）	基準値：11.5 〜 14.5 ％

貧血の分類	
赤血球恒数により貧血の分類が定められている。貧血の分類には他に貧血の成因によるものもあるので注意が必要である。	
小球性低色素性貧血	ヘモグロビンを構成するヘム、あるいはグロビンの合成の異常によって生じる貧血症。（MCV80以下、MCHC30以下）
	鉄欠乏性貧血・鉄芽球性貧血・先天性トランスフェリン欠乏症・二次性貧血（感染、炎症、腫瘍起因の貧血）・サラセミア
正球性正色素性貧血	多様な機序によって生じる貧血症。（MCV＝81〜100、MCHC＝31〜35）
	急性出血・溶血性貧血・再生不良性貧血・腎疾患・内分泌疾患に伴う二次性貧血・骨髄異形性症候群
大球性正色素性貧血	赤芽球のDNA合成異常時などに起こる貧血症。（MCV101以上、MCHC＝31〜35）
	悪性貧血・巨赤芽球性貧血

肝機能検査	
GOT（AST）	肝臓・心筋・骨格筋・赤血球などに多く含まれる酵素。（GPTの値と比較すると疾患を推測できる。）
	基準値：13〜33 U/L
	高　値：肝炎・肝腫瘍・肝硬変・脂肪肝・心筋梗塞・溶血性疾患など。
GPT（ALT）	臓器組織細胞中に分布している酵素（特に肝臓、腎臓の細胞内に多く含まる）。GPTは、GOTに比較して肝障害に特異性が高い傾向にある。
	基準値：男性6〜30 U/L　女性6〜27 U/L
	高　値：急性ウイルス性肝炎・慢性ウイルス性肝炎・アルコール性肝炎・肝硬変・脂肪肝など。
γ-GTP	肝臓の解毒作用に関係する酵素である。肝臓だけでなく胆道障害により高値傾向がみられる。飲酒の影響を受けやすく、他の肝機能検査値が基準内でγ-GTPだけが高値の場合、飲酒の影響が考えられる。
	基準値：10〜47 U/L
	高　値：胆汁うっ滞・アルコール性肝障害・薬剤性肝障害・慢性肝炎・肝硬変・肝細胞癌・脂肪肝など。

	肝機能検査2	
血清総蛋白（TP）	血清中の蛋白質の総量。肝臓で合成されるアルブミンとグロブリンを主成分に構成される。	
	基準値：6.7 〜 8.3 g/dL	
	高　値：脱水症・多発性骨髄腫・原発性マクログロブリン血症・慢性感染症・膠原病・悪性腫瘍・肝硬変など。	
	低　値：ネフローゼ症候群・肝硬変・栄養摂取不良・吸収不良症候群・熱傷・慢性腎不全・重症肝障害など。	
血清アルブミン（Alb）	肝臓合成由来の、水溶性蛋白質。	
	基準値：4.0 〜 5.0 g/dL	
	高　値：脱水症など。	
	低　値：ネフローゼ症候群・重症肝疾患・栄養不良・各種炎症疾患・腎不全・感染症・消化器癌・白血病など。	
A/G 比	血清中のアルブミンとグロブリンの比率。	
	基準値：1.44 〜 2.60	
	低　値：慢性肝炎・肝硬変など。	
	肝機能検査3	
ALP（アルカリホスファターゼ）	肝臓・腎臓・骨・腸など体内の臓器に含まれる酵素で、これらの臓器障害が生じると、血液中にALPが流れ出る（臓器によって異なるアイソザイムが存在し、それらを測定することによって由来臓器の推定をすることが可能である）。	
	基準値：115 〜 359 U/L	
	高　値：閉塞性黄疸・肝硬変・肝細胞癌・慢性肝炎・骨疾患・甲状腺機能亢進症など。	
LDH（LD）	全身の細胞に存在し、エネルギー代謝に関与する酵素。そのため、どの臓器が損傷しても活性値が上昇する傾向にある。通常、スクリーニング検査として行われるが、高値の場合アイソザイムを測定し、損傷臓器を推定する場合もある。	
	基準値：119 〜 229 U/L	
	高　値：悪性貧血・白血病・急性心筋梗塞・肝炎・肝癌・各種の臓器癌など。	

ChE（コリンエステラーゼ）	肝臓由来で生成され血中に供給される酵素。
	基準値：214 〜 466 U/L
	高　値：ネフローゼ症候群・甲状腺機能亢進症・糖尿病・肥満など。
	低　値：慢性肝炎・肝硬変・劇症肝炎・肝癌・悪性腫瘍・白血病・貧血など。

肝炎検査

HBs 抗原	陽性の場合、B 型肝炎ウィルスに現在感染していることを示す。
	基準値：陰性（−）
HCV（C 型肝炎ウイルス）	陽性の場合、過去に C 型肝炎ウィルスに感染したことがあるか、現在感染していることを示す。
	基準値：陰性（−）

脂質代謝検査

総コレステロール（TC）	食事による摂取・体内での生合成・胆汁酸等としての排出などのバランスによって影響をうける。 高値が続くと動脈硬化が促進され、虚血性心疾患（狭心症や心筋梗塞）・脳梗塞などの疾患発生要因となる。
	基準値：128 〜 219mg/dL
	高　値：甲状腺機能低下症・糖尿病・肥満・家族性高脂血症・先端巨大症・ネフローゼ症候群など。
	低　値：甲状腺機能亢進症・無βリポ蛋白血症・低βリポ蛋白血症・LCAT 欠損症など。

腎機能検査

尿素窒素（UN）	尿素窒素は、蛋白質代謝時の最終産物。通常は、一部尿細管で再吸収される。しかし、殆んどは尿中に排泄される。腎機能低下時は糸球体で濾過することができず、血中値が上昇傾向にある。
	基準値：8.0 〜 22.0 mg/dL
	高　値：腎不全・消化器出血・尿路閉塞・脱水症など。
クレアチニン（Crea）	筋肉内でクレアチンから産生される最終産物で、腎機能が低下時に尿中に排泄されず、血中値が上昇傾向にある。
	基準値：男性 0.60 〜 1.10 mg/dL　女性 0.40 〜 0.70 mg/dL
	高　値：糸球体腎炎・腎不全・心不全・脱水症など。

	膵機能検査	
アミラーゼ（AMY）	アミラーゼは、膵液や唾液に含まれる糖質を分解する酵素。膵炎などの膵臓疾患ならびに流行性耳下腺炎などでも上昇する。	
	基準値：37 〜 125 U/L	
	高　値：膵疾患・肝疾患・唾液腺疾患など。	
リパーゼ	膵液に含まれる脂質分解酵素である。	
	基準値：17 〜 57 U/L	
	高　値：慢性膵炎・膵癌・腎不全・胆石症など。	
	感染症検査	
C反応性タンパク（CRP）	急性相反応蛋白の一つ。あらゆる炎症性疾患の際、いちはやく増加する。	
	基準値：0.3 mg/dL 以下	
	高　値：気管支炎・肺炎・自己免疫疾患など。	
	糖尿病検査	
グルコース（血糖）	血液中に含まれるブドウ糖の測定値。糖尿病診断における一般的な検査である。食事による変動がみられるため、空腹時に測定する場合が、一般的である。	
	基準値：空腹時　70 〜 109 mg/dL	
	高　値：糖尿病・甲状腺機能亢進症・グルカゴノーマ・クッシング症候群・原発性アルドステロン症など。	
	低　値：副腎皮質機能低下症・下垂体機能低下症・肝臓癌・肝硬変など。	
ヘモグロビンA1c（HbA1c）	赤血球のヘモグロビンと血液中のブドウ糖が結合したものであり、血液中に赤血球の寿命（約120日間）の間存在するので、過去1〜3ヶ月間程度の平均血糖値を反映している（糖尿病確定診断や、血糖値コントロールの指標として利用できる）。	
	基準値：4.6 〜 6.2%	
	高　値：糖尿病など。	

糖尿病の診断基準〔日本糖尿病学会（2010年）による〕	
※日本糖尿病学会の診断基準によると、「正常型」は、早朝空腹時血糖値が110mg/dl 未満、75g 経口ブドウ糖負荷試験で2時間値が140mg/dh 未満である。早朝空腹時血糖値126mg/dh 以上、75g 経口ブドウ糖負荷試験で2時間値200mg/dh 以上、随時血糖値200mg/dh 以上、HbA1cが6.5％以上のいずれかが確認された場合は、「糖尿病型」と判定する。 　上記の「正常型」「糖尿病型」のいづれにも属さない場合は、「境界型」と判定する。基本的な考え方として、別の日に行った検査で、糖尿病型が再確認できれば糖尿病と診断できる。血糖値とHbA1cを同時測定し、ともに糖尿病型であることが確認されれば、初回検査のみで糖尿病と診断できる。また、血糖値が糖尿病型を示し、①口渇、多飲、多尿、体重減など糖尿病の典型的症状②確実な糖尿病網膜症が認められる場合は、初回検査だけでも、糖尿病と診断できる。	
電解質の検査	
電解質（Na・K・Cl）	体液に含まれる電解質は、生命活動において不可欠なものである。体内の水分調節に大切な役割を果たしており、電解質異常を示す。 Na：細胞外液中（主として血液）の総陽イオンの90％を占める。 K：Naと反対に主として細胞内液中に存在する陽イオンである Cl：NaClとして大部分細胞外液中に存在する陰イオンである
	基準値：Na　138 〜 146 mmol/L 　　　　K　　3.6 〜 4.9 mmol/L 　　　　Cl　 99 〜 109 mmol/L
自己免疫検査	
RF定量	リウマトイド因子（RF）と呼ばれているIgGのFcに対する自己抗体。膠原病では、自己抗体中、最も高頻度で検出される。
	基準値：15 IU/mL 以下

『2015総合検査案内』名古屋臨床検査センターより引用

あとがき

　味覚障害外来を行っていると、亜鉛欠乏だけが原因とは考えにくい症例も多数存在する。
　舌痛症を併発している場合も多く、適切な問診、検査を行うことにより原因を見つけ出すことが、味覚障害治療において一番大切なことである。また患者とのラポール形成が治療成績に大きく反映することが、味覚障害治療の特徴でもある。味覚障害は患者のQOLを著しく低下させ、治療が成功した時の患者の喜びは計り知れない。歯科医師は、口腔専門医として、味覚障害治療に深くかかわるべきだと考えると同時に、今後も味覚障害治療の普及と啓蒙に努めていきたい。

参考文献

冨田　寛：味覚障害の全貌．診断と治療社，東京，2011．
王宝禮・王龍三：続　今日からあなたも口腔漢方医．医歯薬出版株式会社，東京，2012．
王宝禮・王龍三：今日からあなたも口腔漢方医．医歯薬出版株式会社，東京，2006．
池田　稔：味覚障害診療の手引き．金原出版株式会社，東京，2006．
斎藤武久：味覚障害の臨床とQ＆A．金原出版株式会社，東京，2004．
2015.総合検査案内　名古屋医師協同組合名古屋臨床検査センター，名古屋，2015．
斎藤一郎：ドライマウスの臨床．医歯薬出版株式会社，東京，2007．
香川芳子：食品成分表2015．女子栄養大学出版部，東京，2015．
Hamada N, Endo S, Tomita H：Characteristics of 2278 patients visiting the Nihon University Hospital Taste Clinic over a 10 - year period with special reference to age sex distribution. Acta Otolaryngol（Suppl）546：7-15，2002．

索引

記号

γ-GTP	55

A

A/G 比	56
Alb	56
ALP	56
ALT	55
ALT（GPT）	18
AMY	58
AST	55
AST（GOT）	18

C

ChE	57
Crea	57
CRP	18, 58
C 型肝炎ウイルス	57
C 反応性タンパク	58

G

GOT	55
GPT	55

H

Hb	18, 54
HbA1c	58
HBs 抗原	57
HCV	57
Ht	18, 54
Hunter 舌炎	7, 8

L

LD	56
LDH	56

M

MCH	18, 54
MCHC	18, 54
MCV	18, 54
MK 舌トレーシステム	33

N

Na・K・Cl	59

R

RBC	18, 54
RDW	54
RF 定量	18, 59
Riley-Day 症候群	7

S

SDS（Self-rating Depression Scale）	9, 17
STAI FORM	17

T

TC	57
TIBC	18, 20
TMI	17
TP	56
Turner 症候群	7

索 引

U
UIBC ··· 18, 20
UN ··· 57

V
VAS（Visual Analog Scale）················ 17

W
WBC ··· 18, 54

あ
亜鉛 ··· 18, 19
亜鉛欠乏性味覚障害 ························· 5, 30
悪性貧血 ··· 7, 8
悪味症 ·· 11
アミラーゼ ·· 58
アムホテリシンBシロップ ··················· 36
アルカリホスファターゼ ······················ 56
アルブミン（Alb）······························ 18

い
遺伝性味覚障害 ·································· 7
イトラコナゾール内服液 ······················ 36
異味症 ·· 11

お
美味しさ ·· 2

か
乖離性味覚障害 ·································· 11
下顎孔伝達麻酔 ··································· 8
ガム試験 ··· 12
カンジダ検査 ····································· 16
カンジダ症 ··· 8

肝障害 ··· 7
感冒罹患後味覚障害 ·························· 6, 31

き
偽性副甲状腺機能低下症 ························ 7
偽膜性カンジダ症 ································· 8
嗅覚障害味覚障害 ································ 5
狭義の定義 ··· 2
キレート作用 ······································ 6

く
駆血帯 ·· 23
グルコース ··································· 18, 58
クレアチニン ································· 18, 57

け
血液検査 ··· 18
血色素 ·· 18
血小板 ··· 18, 54
血清亜鉛値 ·· 10
血清アルブミン ·································· 56
血清総蛋白 ·· 56
血清鉄 ·· 20
血沈（ESR）······································ 18
血糖 ·· 58

こ
抗SS-A/RO（ELISA）························· 18
抗SS-A抗体 ······································ 26
抗SS-B/LA（ELISA）························· 18
抗SS-B抗体 ······································ 26
口蓋扁桃摘出術後 ···························· 10, 37
抗核抗体（FA）·································· 18
広義の味 ·· 2
口腔乾燥症 ····································· 8, 36
口腔疾患性味覚障害 ·························· 7, 32
口腔内診査 ·· 12

63

索　引

甲状腺疾患……………………………………… 7
抗体……………………………………………… 26
紅斑性カンジダ症……………………………… 8
コリンエステラーゼ…………………………… 57
混合性結合組織病（MCTD）………………… 27

さ

採血……………………………………………… 21
サクソン試験…………………………………… 12

し

シェーグレン症候群………………… 25, 26, 27, 36
自己抗体………………………………………… 26
自己免疫検査…………………………………… 25
自己免疫性肝疾患……………………………… 27
糸状乳頭………………………………………… 3
茸状乳頭………………………………………… 3, 4
自発性味覚障害………………………………… 10
消化器疾患……………………………………… 7
小球性低色素性貧血…………………………… 55
心因性味覚障害…………………………… 5, 9, 36
進行性全身性硬化症…………………………… 27
腎障害…………………………………………… 7
心理テスト…………………………………… 9, 17

せ

正球性正色素性貧血…………………………… 55
赤沈………………………………………… 18, 54
舌炎……………………………………………… 7
赤血球…………………………………………… 18
赤血球沈降速度………………………………… 18
赤血球容積粒度分布幅………………………… 54
舌根……………………………………………… 3
舌苔………………………………………… 7, 16
舌痛症………………………………………… 9, 11
舌背……………………………………………… 3
全口腔法………………………………………… 16
潜在性亜鉛欠乏症……………………………… 10

全身疾患性味覚障害…………………………… 5
全身疾患と味覚障害…………………………… 7
全身性エリテマトーデス……………………… 27

そ

総コレステロール………………………… 18, 57
総蛋白（TP）…………………………………… 18
総ビリルビン…………………………………… 18
ソルセイブ……………………………………… 15

た

大球性正色素性貧血…………………………… 55
多発性筋炎……………………………………… 27

ち

中耳手術…………………………………… 10, 37
中枢神経障害……………………………… 10, 37

て

鉄………………………………………………… 18
鉄欠乏性貧血………………………………… 7, 8
電解質…………………………………………… 59

と

銅…………………………………………… 18, 19
糖尿病…………………………………………… 7
糖尿病性ニューロパチー……………………… 7
特発性味覚障害…………………………… 5, 10, 37
ドライマウス……………………………… 7, 11, 18

に

尿素窒素…………………………………… 18, 57

索引

の
囊胞性線症 …………………………………… 7

は
白血球 ………………………………………… 18

ふ
フィチン酸 …………………………………… 6
風味障害 ……………………………………… 11
フェニルチオカルバミド …………………… 2
不飽和鉄結合能 ……………………………… 20

へ
平滑舌 ………………………………………… 8
平均赤血球血色素濃度 ………………… 18, 54
平均赤血球血色素量 …………………… 18, 54
平均赤血球容積 ………………………… 18, 54
ヘマトクリット値 …………………………… 18
ヘモグロビン …………………………… 18, 54
ヘモグロビン A1c …………………………… 58

ほ
放射線治療後味覚障害 ………………… 10, 37
ポリリン酸 …………………………………… 6

み
味覚嗅覚同時障害 …………………………… 11
味覚減退 ……………………………………… 10
味覚障害の疫学的特徴 ……………………… 1
味覚障害の原因 ……………………………… 5
味覚障害の診断と検査 ……………………… 11
味覚障害付随症状 …………………………… 11
味覚消失 ……………………………………… 10
味覚神経 ……………………………………… 3
味覚の解剖 …………………………………… 3

み
味覚の定義 …………………………………… 2
ミコナゾール・ゲル剤 ……………………… 36
味蕾 …………………………………………… 4

む
無刺激下唾液分泌 …………………………… 12

も
問診 …………………………………………… 11

や
薬剤性味覚障害 …………………… 5, 6, 31

ゆ
有郭乳頭 ……………………………………… 3, 4

よ
葉状乳頭 ……………………………………… 3, 4

り
リパーゼ ……………………………………… 58
臨床検査 ……………………………………… 18

ろ
濾紙ディスク検査 …………………………… 14

著者略歴

原田　聡（1976 年生まれ）
　朝日大学歯学部卒業
　桑名はらだ歯科クリニック　院長
　原田口臭研究会代表
　学校法人名古屋歯科医療専門学校評議員
　現在、歯科医師対象の口臭治療、味覚障害セミナーを行っている。

＜主な著作＞
デンタルマガジン：
　インプラント治療におけるボーンジェクト
　コーケンティッシュガイド・テルダーミス・テルプラグの臨床報告（vol.150）
デンタルダイヤモンド：
　味覚障害への歯科的対応（2014 年 8 月）
　私の医院アピール作法（2013 年 8 月）
　私の TC 導入記（2010 年連載）
　ルポルタージュ医院経営（2009 年 11 月）
DH Style：
　楽曲で伝えるブラッシングの大切さ（2010 年 3 月）
デンタルハイジーン：
　それゆけ！デンタルバンド（2010 年 6 月）

開業医のための味覚障害入門
～歯科医の新しい役割～

定価（本体 3,300 円＋税）

2016 年 7 月 15 日　第 1 版第 1 刷	編 著 者	原　田　　　聡
	発 行 者	百　瀬　卓　雄
	印刷・製本	蓼科印刷株式会社

発　行　わかば出版株式会社　　　発　売　　デンタルブックセンター　株式会社シエン社

〒112-0004　東京都文京区後楽 1-1-10　TEL 03(3816)7818　FAX 03(3818)0837　URL http://www.shien.co.jp

©Wakaba Publishing, Inc. 2016, Printed in Japan〔検印廃止〕ISBN 978-4-89824-080-9 C3047
本書を無断で複写複製（コピー）することは，特定の場合を除き，著作権及び出版社の権利侵害となります．